Sakina K. Sievers

Die große Kraft des Yin

Von der Freude Frau zu sein

Mit Tipps zur Ernährung und Akupressur
von Nirgun W. Loh

»In die Welt hinaus«
von Bhagwati U. Siegmann

ShenDo Verlag

Die in diesem Buch beschriebenen Anwendungen und Tipps sind von der Autorin mit größter Sorgfalt dargestellt. Die Informationen sind jedoch keine medizinischen Empfehlungen und ersetzen nicht den Rat und die Hilfe eines Arztes. Bei ungeklärten oder ernsthaften körperlichen oder seelischen Problemen sollte unbedingt ein Arzt, Heilpraktiker oder Psychotherapeut konsultiert werden, bevor die Anwendungen beginnen. Die Autorin und der Verlag übernehmen keinerlei Haftung für eine etwaige Beeinträchtigung der Gesundheit, die sich aus dem Gebrauch oder Missbrauch der in diesem Werk dargestellten Methoden ergeben könnte.

Die Deutsche Nationalbibliothek verzeichnet diese Publikation in der Deutschen Nationalbibliografie; detaillierte bibliografische Daten sind im Internet über www.dnb.de abrufbar.

3. Auflage

www.shendo-verlag-institut.de

Bildquellen
Umschlag: Jakkapan Jabjainai – © stock.adobe.com
Coverinnenseite: Giorgio Morara – © stock.adobe.com
Wasserzeichen/Mohnblüte: Cat-arch-angel – © stock.adobe.com

Doppelseite 6/7: Underdogstudios – © fotolia.com; # 3340383 – unsplash; # 105578 – © fotolia.com; Hans F. Meier – © stock.adobe.com; Nicolas-Ladino-Silva – unsplash; Kzenon – © fotolia.com; Michal_Bednarek – © stock.adobe.com; Evgeny Atamanenko – © stock.adobe.com; Ryan Moreno – unsplash; Sunny studios – © stock.adobe.com; Warren Goldswain – © fotolia.com; Evgeny – © stock.adobe.com

Doppelseite 28/29: Avdalyan – unsplash; Gabriel Silverio – unsplash; Rachel Mcdermott – unsplash; Nirgun W. Loh – © shendo-verlag.de; Lukas Godia Moreno – unsplash; # 115652335 – © shutterstock.com; BillionPhotos.com – © fotolia.com; Pascal Bernardon – unsplash; Christin Noelle – unsplash; Charnee May – unsplash; Antonioguillem – © stock.adobe.com

Doppelseite 46/47: Michael Held – unsplash; Nirgun W. Loh – © shendo-verlag.de; # 729514 – unsplash; Mubarak Sheik – unsplash; # 3520837 – unsplash; # 729512 – unsplash; Craig Melville – unsplash; David Clode – unsplash; # 2893502 – unsplash; # 192785 – unsplash; Sharon Mccutcheon – unsplash; # 3478924 – unsplash

Seiten 12, 16, 37: Fotomodell: Petra Agni Lieske: Nirgun W. Loh – © shendo-verlag.de

Seiten 15, 20, 27: # 34463120 – © bigstockphoto.com; # 204090781 – © bigstockphoto.com

Autorenportrait: Nirdosh Hufnagl – © shendo-verlag.de

Lektorat: Dhirendra M. Thomae
Layout und Satz: Carola Klinke
Bildcollagen: Nirgun W. Loh und Bhagwati U. Siegmann

Printed in Germany
ISBN 978-3-943986-28-0

Inhalt

Frau sein in einer männlichen Welt

In unserer Gesellschaft dominieren männliche Wertvorstellungen. Eigenschaften wie aktiv, dynamisch und leistungsorientiert werden besonders positiv bewertet. Überall regieren Technik und Wissenschaft, auch in der Medizin, wo Geräte- und Laborbefunde von zentraler Bedeutung sind, während weibliche Eigenschaften wie Einfühlungsvermögen und Intuition als unzuverlässig eingestuft und gering geschätzt werden. Sogar in der Religion regiert das männliche Prinzip: der allmächtige Vater im Himmel. Mutter Erde hingegen wird vernachlässigt. Alle großen Religionen der Menschheitsgeschichte hatten Gründungs*väter* und vielfach waren für die religiöse Praxis nur Männer zugelassen.

Auf allen Ebenen besteht also seit Jahrtausenden eine Überbetonung des männlichen Prinzips, des Yang. Für weibliche Qualitäten wie Entspannung und die Fähigkeit, Dinge einfach geschehen zu lassen, gibt es wenig Raum. Empfindsamkeit und Hingabe werden nicht als positive Kraft erkannt, sondern als Schwäche, da sie uns verwundbar machen.

Die alte Abhängigkeit einer Frau von ihrem Mann besteht hierzulande nicht mehr. 1958 trat in Deutschland das Gesetz zur Gleichberechtigung von Mann und Frau in Kraft. Seither dürfen Frauen ohne die Erlaubnis ihres Ehemanns arbeiten gehen und sie sind berechtigt, ein eigenes Konto zu eröffnen. Einer Frau stehen heutzutage (fast) alle Möglichkeiten in der Gestaltung ihres Lebens offen. Sie kann ihren Beruf frei wählen und dadurch finanziell auf eigenen Beinen stehen und eine bewusste Entscheidung treffen, ob sie ein Kind möchte oder nicht.

Um aber in unserer männlich geprägten Kultur Anerkennung zu finden, bleibt einer Frau meist nichts anderes übrig, als ihre männliche Seite in den Vordergrund zu stellen. Wenn sie sich in der Arbeitswelt behaupten will, muss sie die Normen der Männer übernehmen. Manch einer Frau mag das große Freude bereiten, doch oft ist dieses Bestreben mit großer Anstrengung verbunden, besonders wenn sie »nebenbei« noch allein für ein Kind verantwortlich ist.

Die »Befreiung« der Frau geschieht nicht, indem sie nach männlichen Vorstellungen Karriere macht oder gar versucht, »der bessere Mann« zu sein. Es geht nicht darum, die Männer nachzuahmen, sondern uns zu trauen, so zu sein, wie wir wirklich sind. Wir können eine Stärke entwickeln, ohne dabei unsere Weiblichkeit zu verleugnen. Ein selbstbestimmtes Frauenleben bedeutet, die eigene Kreativität zu entfalten und die Individualität zum Ausdruck zu bringen.

Zur Wiederherstellung des Gleichgewichts muss das Yin genährt und entwickelt werden. Die Welt braucht eine Stärkung der Weiblichkeit, als entgegengesetzte, aber gleichberechtigte Kraft. Es bedarf einer größeren Wertschätzung des Weiblichen und damit der weichen, rezeptiven, intuitiven Seite, die uns Zugang zu unseren Gefühlen gibt und die Fähigkeit, in uns zu ruhen und einfach nur zu sein.

Damit sich das Verständnis für unsere weibliche Natur vertiefen kann, ist es wichtig, dass wir Frauen unseren (Selbst-)Wert erkennen, unseren Bedürfnissen Raum geben und das Zentrum unserer Aufmerksamkeit nach innen verlagern.

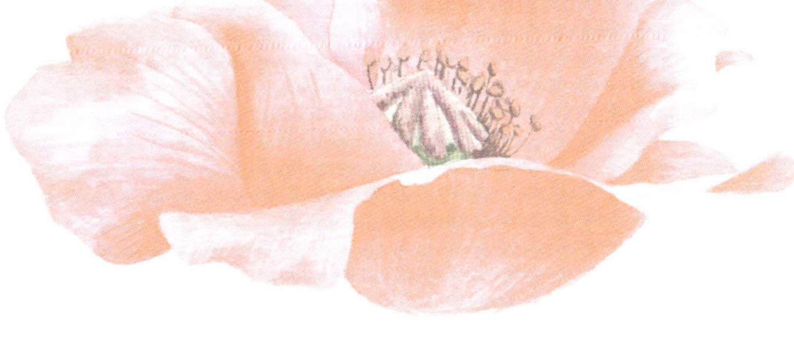

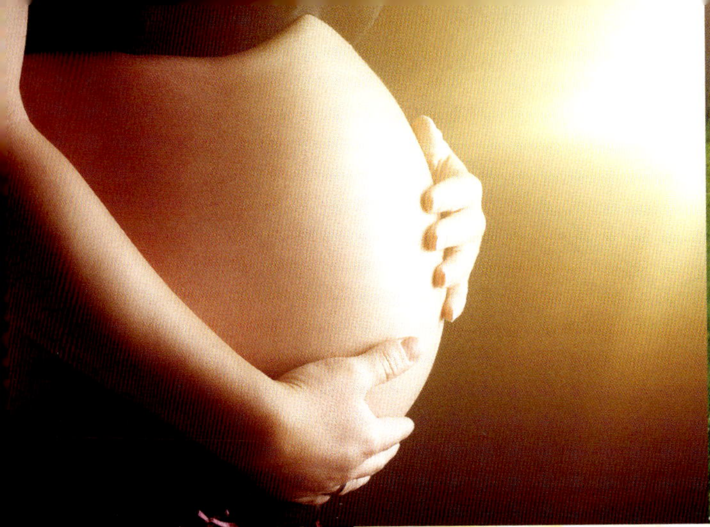
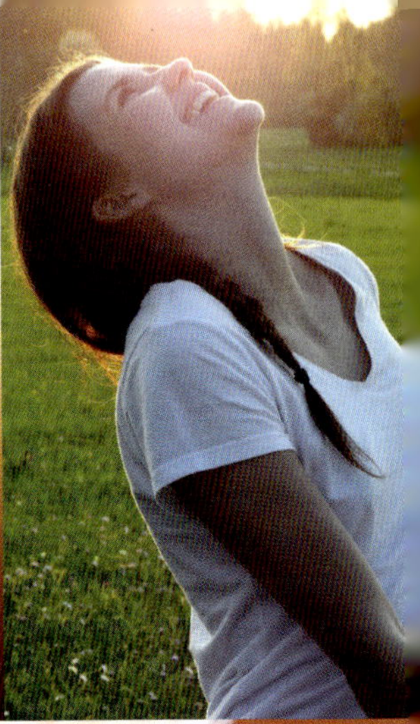
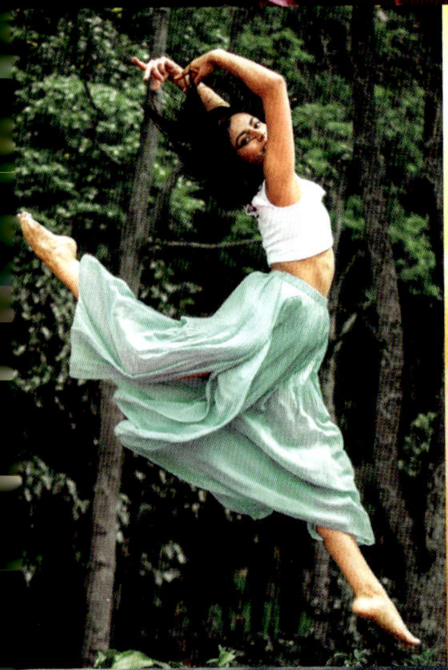
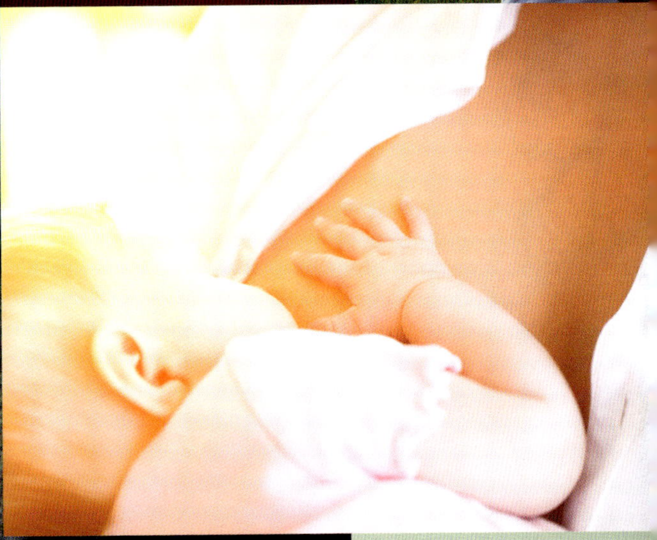
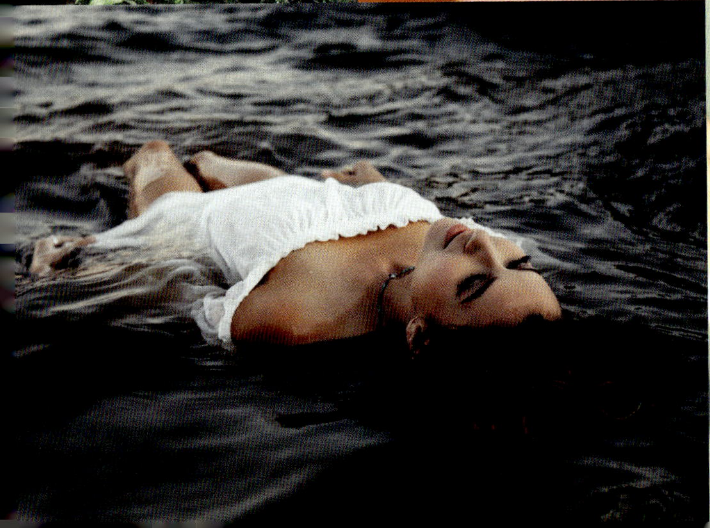
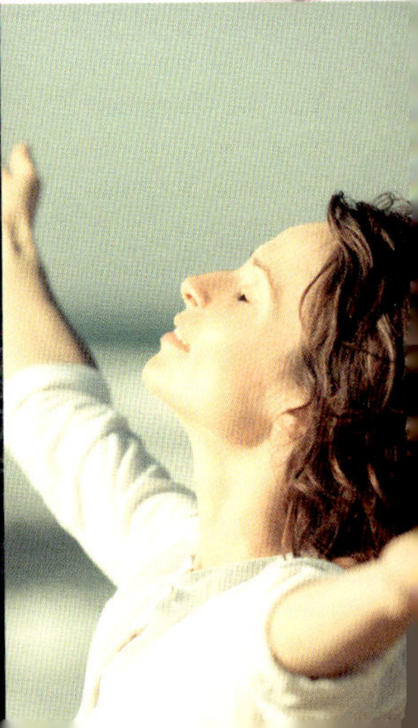

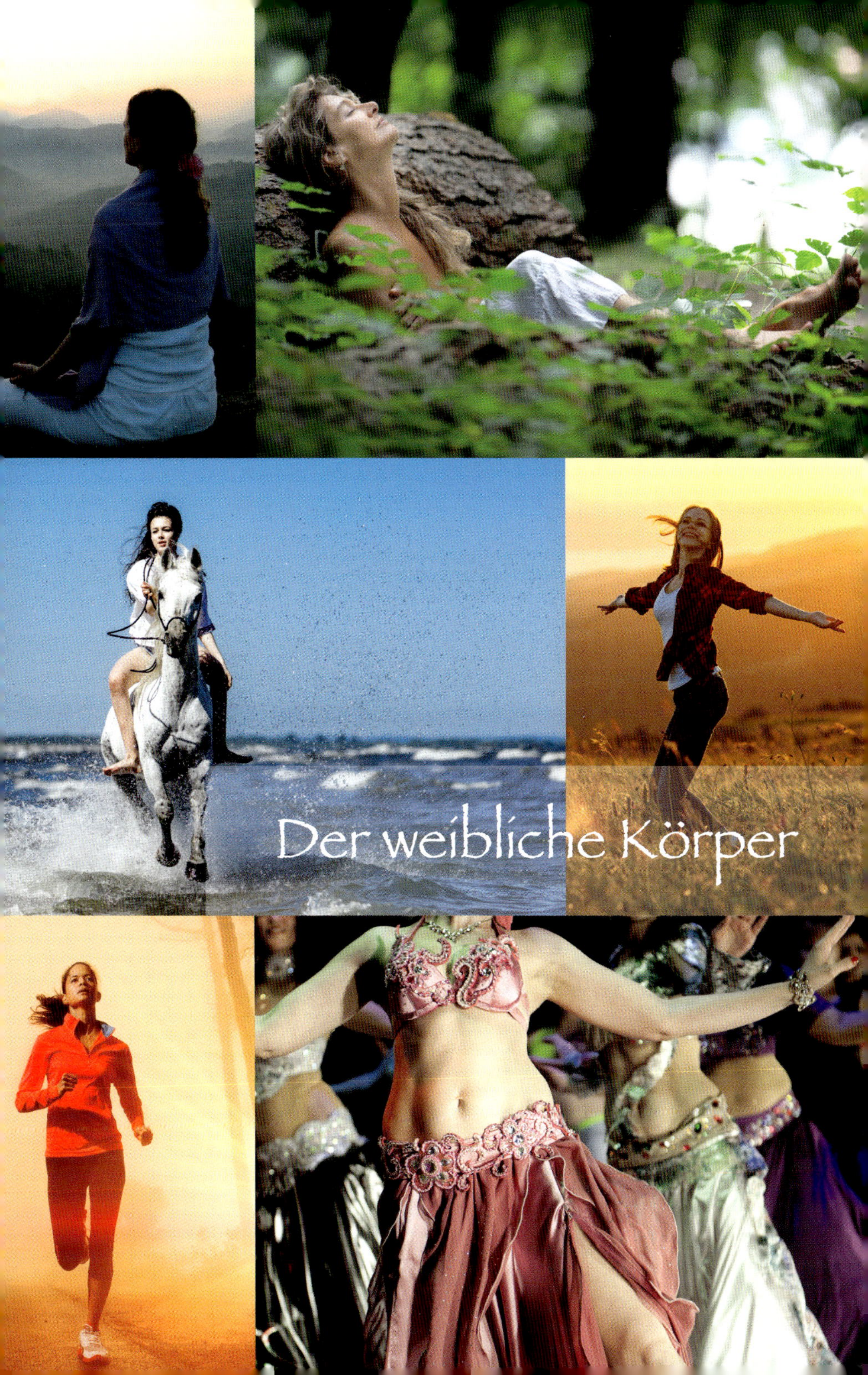

Der weibliche Körper

Die Gebärmutter

Die Gebärmutter ist ein körperlicher Kraftplatz. Tief in unserem Schoß eingebettet, steht sie mit unserem weiblichen Potenzial in Verbindung: mit Offenheit und Empfänglichkeit. Als ein Gefäß, in dem Neues entstehen kann, gibt sie uns die Möglichkeit, unserer Schöpferkraft Ausdruck zu verleihen. Das ist nicht nur durch ein Kind möglich, sondern auch durch unsere Kreativität oder Spiritualität.

Die Gebärmutter wird in der Chinesischen Medizin als Wunderorgan betrachtet, das über das Konzeptionsgefäß* mit Energie versorgt wird. Vom Herzen einer Frau zu ihrer Gebärmutter besteht eine starke energetische Verbindung.** Das erklärt, warum sich Frauen ihrem Partner gegenüber meist nur dann sexuell öffnen können, wenn sie verliebt sind. Die damit verbundene Öffnung im Herzen ermöglicht die sexuelle Hingabe. Hingegen wirken sich Verletzungen des Herzens, Kränkungen oder gar traumatische Erlebnisse auf den Schoßraum aus. Die seelischen Wunden werden in einer sexuellen Begegnung angerührt. Das kann dazu führen, dass die Frau sexuelle Kontakte vermeidet.

Die Gebärmutter kann zu einem »Müllablageplatz« werden, denn ihre Fähigkeit zu empfangen, macht sie verwundbar. Ihre Empfänglichkeit bezieht sich auf alles, was ihr emotional und energetisch begegnet. Ist die Gebärmutter geschwächt, saugt sie wie ein Schwamm fremde Energien auf. Das geschieht vor allem in der Sexualität, in der wir besonders offen sind. Dann nimmt die Gebärmutter nicht nur den Samen des Mannes auf,

* Dieser Wundermeridian wird auch als »Gefäß der Empfängnis« bezeichnet und verläuft über die Vorderseite des Körpers vom Perineum, dem sogenannten Damm, bis zum Gesicht.

** Dieser Wundermeridian, in der Chinesischen Medizin »Chong Mai« genannt, fließt in der Mitte des Körpers durch die Gebärmutter und das Herz bis zum Scheitel.

sondern auch seine Energie, vielleicht seine emotionale Ladung, seine ungelösten Konflikte und Lieblosigkeiten.*

Als Folge können körperliche Symptome auftreten wie Menstruationsbeschwerden, Unterleibsschmerzen oder Myome, bei denen oft eine operative Entfernung des Uterus empfohlen wird. Bevor sich eine Frau jedoch für diesen Eingriff entscheidet, sollte sie mit naturheilkundlichen Behandlungen alle Möglichkeiten ausgeschöpft haben.** Die Chinesische Medizin bietet hier vielfältige Behandlungsmöglichkeiten mit Heilkräutern, Akupunktur sowie Ernährungsempfehlungen.

Für die Gesundheit der Gebärmutter brauchen wir eine Stärke im Inneren, die es uns ermöglicht, uns zu öffnen, empfänglich zu sein, Sinnlichkeit zuzulassen und auch NEIN zu sagen, wenn eine sexuelle Begegnung nicht gewünscht wird. Dazu können Übungen beitragen, die Aufmerksamkeit und Kraft in unseren Unterleib bringen, wie manche Formen des Qi Gong und Yoga, Pilates oder auch asiatische Kampfsportarten wie Aikido. Je mehr wir in unserer Mitte ruhen, desto stärker wächst unsere Fähigkeit, uns von den Stimmungen, Energien und Gefühlen anderer berühren zu lassen, ohne dabei den Kontakt zu uns selbst zu verlieren.

Die Gesundheit der Gebärmutter – und damit verbunden die sexuelle Kraft einer Frau – hat wesentlich mit der Wärme im Unterleib zu tun. Hier spielt die Ernährung eine wichtige Rolle. Wenn hauptsächlich abkühlende Nahrungsmittel und Rohkost auf unserem Speiseplan stehen und wir als Folge chronisch kalte Füße, kalte Beine und einen kalten Bauch bekommen, schwächt das nicht nur unsere Libido, sondern verursacht mitunter auch Menstruationsbeschwerden.

---

* Die weibliche Sexualität haben wir in »Sex, Liebe und Bewusstsein« (ShenDo Verlag) ausführlich beschrieben, daher wird hier auf diesen Aspekt des Frauseins nicht weiter eingegangen.

** In manchen Fällen ist eine Entfernung der Gebärmutter jedoch unvermeidlich und sogar lebensrettend.

Langfristig kann bei manchen Frauen eine Ernährung mit zu viel Rohkost, Joghurt und Brot sogar zu Unfruchtbarkeit führen. Damit sich eine befruchtete Eizelle in der Gebärmutter einnistet, muss es dort »warm und gemütlich« sein. Dazu tragen gekochte Speisen mit wärmenden Gewürzen und warme Getränke bei.* Sonst kann es vorkommen, dass die Eizelle sich nicht eingeladen fühlt (»Hier ist ja noch nicht einmal die Heizung an!«), auf dem Absatz kehrt macht und die kalte Höhle wieder verlässt.

Der Beckenboden

Der Beckenboden ist eine Muskelschicht, die wir meist nicht bewusst wahrnehmen. Dieser Bereich ist mit unserer Lebensenergie, Sexualität und Fruchtbarkeit verbunden, hier finden Zeugung und Geburt statt. Eine kraftvolle Beckenbodenmuskulatur trägt zur inneren Stabilität bei, fördert Ruhe und Gelassenheit und gibt uns Schutz. Ist sie hingegen schwach, verlieren wir leicht Energie. Wir sind dann schneller erschöpft, häufig auch emotional nicht so stabil und es fällt uns schwer, uns gegenüber schädlichen äußeren Einflüssen abzugrenzen.

Für die Beckenbodenmuskulatur ist es nicht nur wichtig, sie zu stärken, sondern auch, sie zu entspannen. Trainieren wir sie zu ehrgeizig, verkrampft und verhärtet sie sich (»hart wie Stahl«) und wir verhindern auf diese Weise den freien Fluss der Energie. Sie sollte daher nicht nur kräftig sein, sondern gleichzeitig geschmeidig und flexibel.

Bei den nachfolgenden Übungen achte auf deinen Körper, forciere nichts und ruhe anschließend noch eine Weile in Rückenlage nach.

---

* Siehe »Was uns nährt und glücklich macht«, ShenDo Verlag.

»Kraftvolle Basis«

Mit dieser Atemübung werden Unterbauch und Beckenboden, wo sich Vagina und Harnröhre befinden, gekräftigt. Dabei wird hier bewusst Spannung aufgebaut, gehalten und wieder losgelassen. Die Phasen der Ein- und Ausatmung sollten sich die Waage halten.

- Lege dich mit dem Rücken auf eine Decke, einen Futon oder eine Yogamatte. Winkle deine Beine an, stelle die Füße auf und lege deine Hände auf den Bauch.
- Atme ein paarmal ganz entspannt ein und aus und richte deine Aufmerksamkeit auf deinen Schoß, den Bauch und den Beckenboden.
- Atme nun etwas tiefer, aber immer noch entspannt ein und spüre, wie dein Bauch deine Hände nach oben bewegt.
- Mit dem Ausatmen ziehe die Muskeln des Beckenbodens leicht nach oben, sodass sich ein leichter Sog entwickelt. Ziehe gleichzeitig den Unterbauch ein. Der Po und die Oberschenkel bleiben dabei entspannt.
- Atme wieder ein und löse gleichzeitig die Spannung. Lasse deinen ganzen Bauch und dein Becken mit deinem Atem durchfluten.
- Wiederhole diese Sequenz, so oft es dir mühelos möglich ist.

Wirkung: Regelmäßig praktiziert, macht diese Übung uns wach, kräftigt die Basis und stabilisiert die Energie. Das Gewebe der Geschlechtsorgane wird gestärkt und der Energiefluss im Unterleib angeregt.

»Die Göttin«

Setze dich auf den Boden. Winkle die Beine an, lasse die Knie nach außen fallen, lege die Fußsohlen aneinander und bringe die Fersen so nah wie möglich zu dir heran. Etwa 5–10 cm hinter dir liegen eine zusammengerollte Decke oder ein dickes Kissen für deine Brustwirbelsäule und noch ein Kissen für deinen Kopf. Sollten deine Knie in dieser Position wehtun, lege auch hier etwas unter.

Lege dich nun entspannt nach hinten, die Arme zu den Seiten abgelegt oder über dem Kopf ausgestreckt. Verweile hier für einige Minuten und atme tief in deinen Bauch. Dann bringe behutsam die Knie zusammen und strecke ein Bein nach dem anderen aus. Rolle dich von den Kissen und entspanne, flach auf dem Rücken liegend.

Wirkung: Die »Göttin« öffnet das Becken, energetisiert die Leiste, entspannt den Beckenboden und das Steißbein und fördert eine tiefe Entspannung.

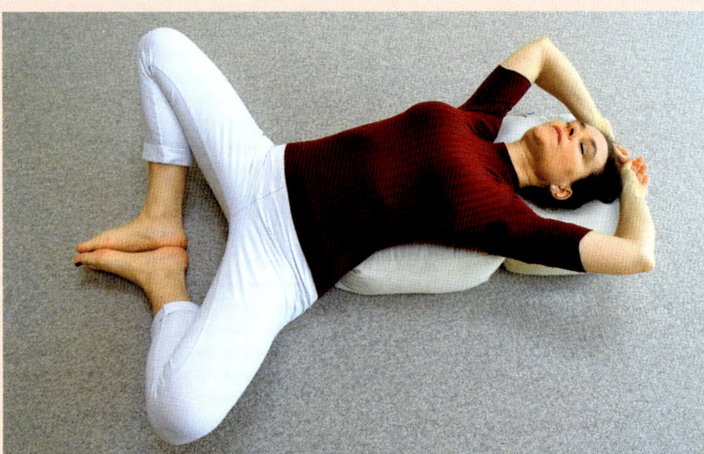

Die Menstruation

Frauen sind durch einen Zyklus geprägt, durch den sich ihr Körper Monat für Monat darauf vorbereitet, neues Leben zu schenken. Er währt um die 40 Jahre, also einen großen Teil ihres Daseins. Dieser Zyklus sorgt nicht nur für die monatliche Blutung, sondern verändert auch unsere Stimmungen. Wir erleben Monat für Monat Zeiten von energetischen Hochs und auch Phasen der Ruhe.

Die monatliche Blutung führt uns ins Yin, es ist unsere offenste, empfänglichste Zeit und fördert Gelassenheit und Intuition. Oft sind wir in diesen Tagen mehr nach innen gekehrt und haben das Bedürfnis uns auszuruhen. Es ist gut, jetzt etwas kürzerzutreten, damit das Blut leicht und frei abfließen kann. Die Menstruation ist ein großer Reinigungsprozess, der uns nicht nur von altem Blut befreit, sondern uns bisweilen unterstützt, geistigen Unrat loszulassen. Viele Frauen nehmen in dieser Zeit gleichsam eine seelische Öffnung wahr und richten ihre Wahrnehmung verstärkt auf ihre Empfindungen.

Nach dem Eisprung ist die Yang-Energie am stärksten, eine Zeit, in der Aktivität und das Umsetzen von Plänen am leichtesten fällt. Unser Zyklus beschert uns also einen beständigen Wandel. Daher ist es unsinnig, von uns an allen Tagen des Monats die gleiche Leistungsfähigkeit zu erwarten.

Vor langer Zeit, als das künstliche Licht noch nicht erfunden war und der weibliche Zyklus eng mit den Mondphasen in Verbindung stand, hatten alle Frauen zur gleichen Zeit ihre Periode. Dieses gemeinsame Erleben hat sicherlich ihre weibliche Identität gestärkt.

Der tiefe Sinn für den Zauber dieser »Tage« ist in der modernen Zivilisation verloren gegangen. Die meisten Frauen können ihrer Menstruation nichts Positives abgewinnen. Sie empfinden sie als lästig, als Zeit der »Unpässlichkeit«, die eine ungelegene Einschränkung mit sich bringt. Wenn wir ansonsten in unserem Arbeitsleben »unseren Mann stehen«, macht uns die monatliche Blutung unsere Weiblichkeit oft schmerzlich bewusst. Eine negative Haltung gegenüber der Menstruation und die damit verbundene Ablehnung dieses Ausdrucks unserer Weiblichkeit führt vielfach zu Problemen und Schmerzen bei der Blutung.

Ist die monatliche Blutung bei dir normalerweise mit Unwohlsein und Krämpfen verbunden, schaffe dir an diesen Tagen, soweit es möglich ist, eine Auszeit. Reduziere deine Erreichbarkeit, verzichte auf Pressenachrichten und Informationen aus den sozialen Medien und räume dir stattdessen Zeit für Spaziergänge und sanfte Bewegung ein. Und halte deinen Bauch warm, nicht nur durch eine Wärmflasche, sondern auch mit heißen Tees oder einer warmen Suppe.

Akupressur

Die hier beschriebenen Akupressurpunkte unterstützen dich dabei, die Energie zu bewegen und den Zyklus zu regulieren. Die Punkte werden mit dem Daumen oder Zeigefinger gehalten oder massiert, so kräftig, dass es für dich deutlich spürbar ist. Regelmäßig, möglichst täglich angewendet, kann diese Stimulation die Wirkung deutlich erhöhen.

Einige Punkte sollten in der Schwangerschaft nicht behandelt werden. Sie sind besonders gekennzeichnet.

Bei allen akuten, ungeklärten Beschwerden solltest du auf jeden Fall einen Arzt oder Heilpraktiker zu Rate ziehen.

Milz 6 »See des Blutes«

Milz 6 liegt auf der Innenseite des Unterschenkels, vier Fingerbreit oberhalb der höchsten Erhebung des Innenknöchels hinter dem Schienbein.

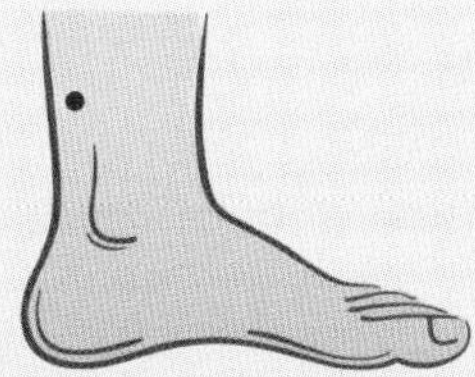

Nicht in der Schwangerschaft anwenden!
Wirkung: harmonisiert und stärkt die Harn- und Geschlechtsorgane; unterstützt den Fluss der Energie im Becken; reguliert den weiblichen Zyklus; ist hilfreich bei Menstruationsstörungen, Unruhe und starken emotionalen Schwankungen

Niere 3 »Mächtiger Wasserlauf«

Niere 3 liegt in der Vertiefung zwischen der höchsten Erhebung des Innenknöchels und der Achillessehne.

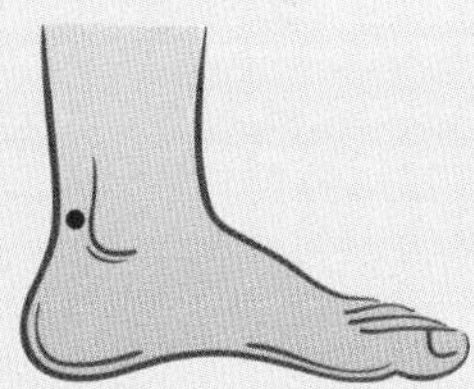

Nicht in der Schwangerschaft anwenden!
Wirkung: stärkt die Lebenskraft; bringt Energie ins Becken und in die Genitalien; kann sexuell anregend wirken; kräftigt den unteren Rücken; »lädt die Batterien wieder auf« und fördert gleichzeitig die Entspannung

»Tennisball-Shiatsu« – Das Kreuzbein massieren

Lege dich mit dem Rücken auf eine Decke, einen Futon oder eine Yogamatte. Winkle deine Beine an und stelle die Füße auf. Bringe einen kleinen Ball unter das Kreuzbein und lass dein Gewicht langsam auf ihn sinken. Bewege nun die Hüften vorsichtig hin und her, um so das ganze Kreuzbein mit dem Ball zu massieren. Bleibe vor allem in Bereichen, die sich hart und verspannt anfühlen und die dir ein »Wohlweh« bereiten. Sollte ein stechender Schmerz auftreten, entferne den Ball.

Wirkung: Auf dem Kreuzbein liegen viele (16!) Akupressurpunkte, die alle durch diese Massage stimuliert werden. Sie aktivieren den Energiefluss und die Durchblutung der Beckenregion, wirken gezielt auf die Harn- und Geschlechtsorgane, harmonisieren den Menstruationszyklus und lindern Regel- und Kreuzschmerzen.

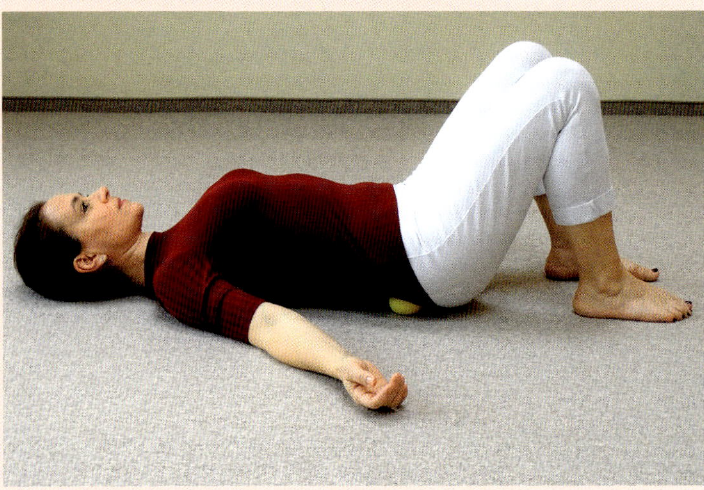

Eintauchen in die Kraft des Yin

Die Menstruation ist die Zeit einer verstärkten Sensibilität und Intuition. Wenn wir diese Tage für eine innere Einkehr nutzen, entstehen dadurch möglicherweise klare Impulse für unser Leben und mitunter vertieft sich sogar die mediale Wahrnehmung.

Begib dich am zweiten oder dritten Tag deiner Periode in der Dunkelheit der Nacht in einen geschützten Raum oder in die Natur. Da du während der Übung sehr empfänglich für fremde Energien sein wirst, solltest du allein sein und elektronische Geräte wie Computer oder Smartphone ausstellen.

Du kannst dich setzen oder auch hinlegen. Schaue in die Dunkelheit, lausche in die Nacht, erlebe die Stille und beobachte deine Gedanken und Gefühle.

Vielleicht ist da zunächst das übliche Gedankengeplapper, aber wenn du aufmerksam dabeibleibst, werden Empfindungen, Bedürfnisse, Sehnsüchte, vielleicht sogar Visionen aus der Tiefe deiner Seele aufsteigen, die mit deiner inneren Wahrheit zu tun haben. Nimm das, was in dieser Meditation auftaucht, unbedingt ernst, gib dem Raum.

Blutmangel*

Frauen sind häufiger von Blutmangel betroffen als Männer. Blutmangel kann durch starke Menstruationsblutungen, Stress, Schlafmangel oder starkes Schwitzen entstehen. Zeichen eines Blutmangels sind Müdigkeit, eine verminderte Konzentrations-

* Aus Sicht der Chinesischen Medizin.

fähigkeit, Gesichtsblässe und trockene Haut. Bleibt dieser Zustand über eine längere Zeit bestehen, können sich weitere Symptome einstellen, wie brüchige Nägel, trockene Haare bis hin zum Haarausfall, Schlafstörungen, Schwindel oder auch eine depressive Verstimmung.

Bei starken Symptomen können organische Ursachen vorliegen, die ärztlich abgeklärt werden sollten. Meist spielt aber die Ernährung eine zentrale Rolle, denn die Blutproduktion hängt wesentlich von unserem Essen ab.

Nahrungsmittel für den Blutaufbau*

Amaranth, **Dinkel**, Hirse, Quinoa, **Süßreis**, Weizen
Kidneybohnen, **Linsen**, **schwarze Bohnen**
fermentierte Sojabohnenprodukte wie Miso, Tofu
Avocado, **Karotten**, **Kürbis**, Pastinaken, Petersilie, **Rosenkohl**, **Rote Bete, Schwarzwurzeln**, Sellerie
grünes Gemüse und Salat: Brennnessel, **Brokkoli**, **Feldsalat**, **Grünkohl**, Mangold, Petersilie, **Spinat**, Sprossen
Sauerkraut und anderes milchsaures Gemüse
alle Beeren, **Aprikosen**, Kirschen, Litschis, rote Trauben
getrocknete Früchte: **Datteln**, **Feigen**, **Gojibeeren**, Rosinen
Haselnüsse, **Kokosnuss**, Maronen, **Pinienkerne**, **schwarzer Sesam**, Sonnenblumenkerne
Meeresalgen, Spirulina, Weizengras
Ei, Huhn, Rind, Hühnersuppe oder Rindfleischbrühe
Austern, Lachs, Plattfische, Thunfisch
Kokosöl, **Olivenöl**, **Melasse**

* Aus Sicht der Chinesischen Medizin; die fett markierten Nahrungsmittel sind besonders wertvoll für den Blutaufbau.

Prämenstruelles Syndrom

Beschwerden, die vor der Menstruation auftreten, bezeichnet man als prämenstruelles Syndrom (PMS). Hierzulande ist fast die Hälfte aller Frauen davon betroffen. Meist zeigt sich das in emotionalen Schwankungen, Reizbarkeit, Übersensibilität, Niedergeschlagenheit oder Schlafstörungen. Bisweilen neigen die Betroffenen zu Dramen und wolkenbruchartigen Emotionsausbrüchen. Körperliche Symptome wie Kopfschmerzen sowie Spannungen und Schmerzen in den Brüsten können noch dazu kommen.

Wenn diese seelische Unausgeglichenheit oder die körperlichen Beschwerden immer wieder auftreten, ist das ein deutlicher Hinweis, dass in unserem Leben etwas aus dem Gleichgewicht geraten ist. Im Verständnis der Chinesischen Medizin bedeutet PMS nichts anderes als eine Stagnation im Fluss der Lebensenergie, meistens verursacht durch intensive Gefühle, die wir zu unterdrücken versuchen, oder eine Unzufriedenheit mit den Lebensumständen.

Da die Beschwerden jedoch mit dem Beginn der Periode verschwinden, nehmen wir sie oft nicht ernst. Dadurch übersehen wir die Botschaften, die darin enthalten sind, und nutzen sie nicht als Gelegenheit, rechtzeitig in unserem Leben etwas zu verändern.

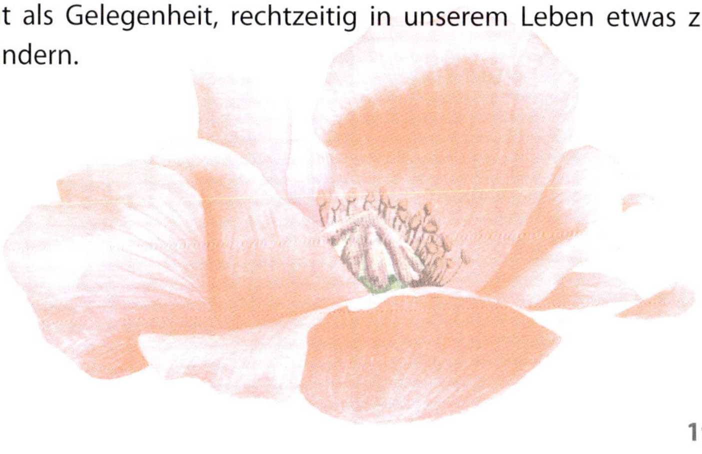

Körperliche Bewegung fördert den Fluss der Lebensenergie und kann dadurch prämenstruelle Beschwerden lindern. Sport bringt auch Schwung in feststeckende Emotionen: eine Joggingrunde, eine Radtour oder ein Besuch im Fitnessstudio wirken meist Wunder. Besonders wenn wir dabei ins Schwitzen geraten, wird der Energiefluss angeregt. Unser Körper fühlt sich dann wieder lebendig an und das Gedankengeplapper nimmt ab. Auf diese Weise vermögen wir den Stress des Alltags abzuschütteln und es fällt uns leichter, danach zu entspannen. Hingegen ist die Einnahme von Hormonen bei PMS selten eine nachhaltige Lösung.

Leber 3 »Mächtiger Ansturm«

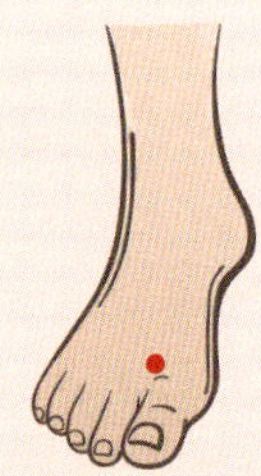

Leber 3 liegt auf dem Fußrücken in einer Vertiefung im Winkel zwischen dem ersten und zweiten Mittelfußknochen, ein Daumenbreit oberhalb des Grundgelenks der großen Zehe.

Wirkung: gleicht aus bei innerer Anspannung; harmonisiert Stimmungsschwankungen; besänftigt aufgestaute Emotionen wie unterdrückte Wut, Ungeduld, Frustration; hilfreich bei prämenstruellen Spannungen und schmerzhafter Menstruation

Wechseljahre

Die Wechseljahre sind keine Hormonmangelkrankheit, sondern ein ganz natürlicher Prozess von körperlicher und auch seelischer Wandlung – die Transformation zu einer reifen Frau. Die hormonellen Veränderungen beginnen bei den meisten Frauen im Alter von 42 bis 45 Jahren, also etwa sieben Jahre vor der Menopause, und dauern noch einige Jahre nach der letzten Regelblutung an.

Für viele Frauen ist diese Lebensphase mit unangenehmen Symptomen wie Hitzewallungen oder Schlafstörungen verbunden. Am häufigsten treten sie in den westlichen Industrienationen auf. Bei Naturvölkern sind solche Beschwerden weitgehend unbekannt.

In den Wechseljahren werden bereits bestehende Ungleichgewichte noch verstärkt. Körperliche und seelische Belastungen, die vielleicht jahrelang nicht beachtet oder unter den Teppich gekehrt wurden, drängen nun mit aller Macht an die Oberfläche. Wer nie auf seinen Körper gehört und sich ständig überfordert hat, geht schon geschwächt in diese bedeutende Umstellungsphase. Einer Frau, die sich schon vor den Wandeljahren um die Bedürfnisse ihres Körpers und ihrer Seele gekümmert hat, wird diese Reise leichter fallen.

Auf jeden Fall ist jetzt die Zeit gekommen, bewusst mit unseren Kräften umzugehen und sie nicht zu verschwenden. Unsere Jugend, die Zeit des energetischen Überschusses, in der wir schon mal über die Stränge schlagen und die Nächte durchtanzen konnten, ist vorbei. Nun ist es wichtig genau zu schauen, was uns stärkt und was uns schwächt. Dazu gehört, dass wir lernen Grenzen zu setzen.

Das Klimakterium fällt in eine Zeit, in der auch eine Midlifecrisis auftreten kann, die uns die Begrenztheit des Lebens vor

Augen führt. Sie lässt uns unsere bisherige Lebensausrichtung überprüfen und feststellen, was jetzt noch Gültigkeit hat. Oft erscheint uns unsere gewohnte Lebensweise als fragwürdig und Unstimmigkeiten werden uns bewusst. Auch das Flüggewerden der Kinder bringt viele Frauen dazu, sich jetzt zu fragen, welche Wünsche im Alltag untergegangen sind.

Das Älterwerden kann bewirken, dass uns das Dasein kostbarer erscheint und wir nicht mehr so leicht bereit sind, Kompromisse einzugehen oder Träume und Sehnsüchte aufzuschieben. Vielleicht ist auch die Zeit gekommen, uns von falschen Erwartungen und Hoffnungen zu verabschieden oder von selbst auferlegten Begrenzungen, die uns in unserer freien Entfaltung behindert haben.

Der hormonelle Wandlungsprozess der Wechseljahre* kann mit einem inneren Reifeprozess einhergehen. Das Ende der körperlichen Fruchtbarkeit muss nicht unbedingt als Verlust wahrgenommen werden. Mit unserer Weiblichkeit ist es dann nicht etwa vorbei. Für manche Frauen öffnen sich in diesem Lebensabschnitt neue Türen. Viele Frauen erleben in diesem Stadium den Wunsch und die Entschlossenheit, ihr Leben zu verändern, die Weichen neu zu stellen, um einen neuen Sinn, eine Erfüllung zu finden. Vielleicht ist es die Suche nach einem anderen Betätigungsfeld oder auch nach einer spirituellen Dimension im Leben.

Es ist nie zu spät, das, was uns wirklich am Herzen liegt, anzugehen. Nach der Menopause stehen uns noch etwa 30 Jahre zur Verfügung, die wir für die Entfaltung unserer Kreativität, für unseren spirituellen Weg, für die Freude an den Enkelkindern nutzen können. Und letztendlich ist dies eine wertvolle Zeit, um uns darauf vorzubereiten, unseren Körper zu verlassen.

---

* Buchempfehlung: »Wechseljahre, Wandlungsjahre« von Andrea A. Kaffka, Joy Verlag.

Älter werden

Die Erfahrungen, die wir im Leben machen, hinterlassen ihre Spuren. Unser Reifeprozess zeigt sich in unserem Antlitz, das dadurch individuell geprägt wird. Doch in unserer Gesellschaft werden reife Frauen und ihre Lebenserfahrung zu wenig geachtet.

In den Wechseljahren nehmen wir deutlicher wahr, dass wir altern. Das löst in vielen Frauen unbestimmte Befürchtungen oder gar Ängste aus. Wenn sich die ersten Falten zeigen, die Elastizität der Haut abnimmt, die Haare grau werden und sich ein kleines Bäuchlein zeigt, richten viele Frauen ihre Aufmerksamkeit auf Verjüngungsmaßnahmen. Sie setzen ihre Hoffnung auf teure Präparate aus Apotheken und Kosmetikfachgeschäften oder begeben sich gar unters Messer, um die Jugendlichkeit zu erhalten. Besonders für diejenigen, sie sich jahrelang einzig auf die Kraft ihrer Schönheit und Attraktivität verlassen haben, ist es nicht leicht, die Zeichen des Alterns zu akzeptieren.

Doch wer krampfhaft jung bleiben will, wird diesen Kampf irgendwann verlieren. All die kostspieligen Anti-Aging-Maßnahmen verhindern nicht, dass wir uns irgendwann mit dem Thema Alter auseinandersetzen müssen. Nun ist die Zeit gekommen, uns von dem nicht mehr gültigen Selbstbild zu verabschieden, was eine Identitätskrise auslösen kann. Je mehr wir den Prozess des Alterns ablehnen, desto schwieriger werden die Wechseljahre für uns werden.

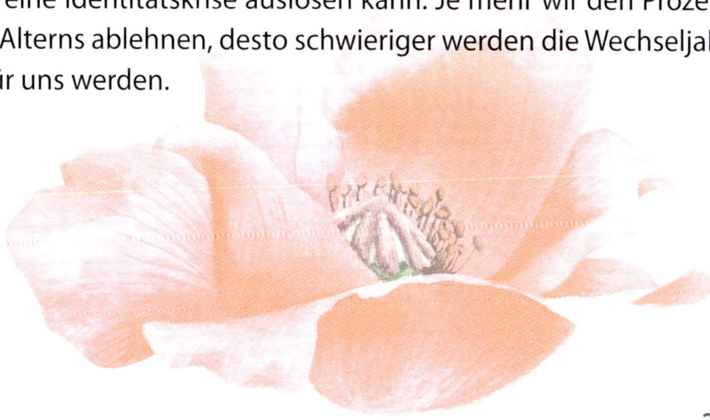

Osteoporose

Als Folge der Wechseljahre kann Osteoporose auftreten. Dieser von vielen Frauen gefürchtete Knochenabbau kann die Lebensqualität im Alter stark einschränken, durch Knochenbrüche kann man pflegebedürftig werden. Oft wird zur Vorbeugung die Einnahme von Östrogen empfohlen, denn es verhindert die zunehmende Entmineralisierung und erhört die Absorption von Calcium. Östrogen lindert zudem die typischen Wechseljahrsbeschwerden. Das funktioniert allerdings nur so lange, wie die Hormone eingenommen werden.

Die Entscheidung zu einer Hormonersatztherapie sollte sich eine Frau nicht leicht machen und unbedingt den Nutzen gegenüber den Risiken abwägen. Diese hängen auch von der Art der Hormontherapie und ihrer Anwendungsdauer ab.[*]

Es gibt andere Möglichkeiten etwas für die Knochengesundheit zu tun. Das Wichtigste ist eine regelmäßige sportliche Betätigung. Insbesondere Kraftsport erhält und trainiert die Muskelmasse und fördert den Stoffwechsel in den Knochen, da die Muskeln über die Sehnen mit den Knochen verbunden sind.

Wichtig ist auch, genügend Kalzium über die Nahrung aufzunehmen. Milch[**] ist dafür keine gute Wahl. Wesentlich mehr Kalzium als in Milch, und dazu in hervorragender Bioverfügbarkeit, ist in folgenden Lebensmitteln enthalten: Mandeln, Haselnüssen, Sesam, Leinsamen, Mohn, Sonnenblumenkernen, Amaranth, Petersilie, Brennnesseln und besonders in Meeresalgen.

* Die langfristige Einnahme von künstlichem Östrogen kann das Risiko von Thromboembolien und Schlaganfall, Brust- und Gebärmutterkrebs oder Erkrankungen der Gallenblase erhöhen.

** Siehe »Was uns nährt und glücklich macht«, ShenDo Verlag.

Die weibliche Brust

Brüste sind ein wesentliches Symbol für Weiblichkeit. Als wir noch ein Baby waren, waren die Brüste für uns der schönste Platz auf der Welt. Hier haben wir Sicherheit und Geborgenheit erfahren, Nahrung, Wärme und auch Trost erhalten. Diese Erfahrung ist tief in uns verankert. Die Brüste sind eng mit dem Herzen verbunden und dadurch mit Empfindsamkeit, Offenheit, Akzeptanz und Liebe. Zudem öffnet eine zärtliche Berührung der Brustknospen die Tür zur sexuellen Lust.

Doch viele Frauen haben an ihren Brüsten etwas auszusetzen und sind unzufrieden mit ihnen. Da sie aber einen zentralen Einfluss auf das erotische Selbstwertgefühl der Frauen haben, begeben sich etliche von ihnen unters Messer und lassen an ihren Brüsten herumoperieren.

Beschwerden oder Erkrankungen der Brust nehmen hierzulande deutlich zu. Sie haben zunächst mit einer Stagnation der Lebensenergie zu tun. Es beginnt mit einem Spannungsgefühl, mit Berührungsempfindlichkeit oder einem Ziehen in der Brust. Dass immer mehr Frauen an Brustkrebs erkranken, liegt einerseits sicher an der modernen Ernährung*, zum anderen an Verletzungen in der Liebe. Knoten in der Brust können ein Zeichen sein, dass uns etwas zu sehr zu Herzen gegangen ist oder dass es uns an Schutz gefehlt hat.

Auch wenn prämenstruelle Brustbeschwerden mit dem Einsetzen der Regelblutung wieder verschwinden, sollten sie auf jeden Fall als Zeichen eines Ungleichgewichts ernst genommen werden. Oft stehen sie mit dem uneingestandenen Wunsch in Verbindung, in den Arm genommen und gehalten zu werden.

* Unter anderem stehen Milchprodukte wegen ihrer Schleimbildung in Verdacht, das Risiko von Brustkrebs zu erhöhen.

Herzliche Berührungen sind sehr heilsam für die Brüste. Damit sind nicht nur zärtliche Zuwendungen von anderen gemeint, sondern auch von uns selbst. Das bedeutet schlicht, liebevoller mit uns umzugehen, mit unseren Brüsten Freundschaft zu schließen, sie regelmäßig zu berühren und zu streicheln.

Um die Lebensenergie frei fließen zu lassen, ist körperliche Bewegung sehr wichtig. Studien haben aufgezeigt, dass das Risiko, an Brustkrebs zu erkranken, bei Frauen, die sich regelmäßig bewegen, wesentlich geringer ist.

Brustmassage

Mische dir ein angenehm duftendes Massageöl*, gib etwa einen Esslöffel davon in deine Hände und lege sie auf deine Brüste. Stimme dich ein, fühle ihre Weichheit und Empfindsamkeit, lausche auf ihre Botschaften und Bedürfnisse. Erfülle sie mit einem inneren JA, solange bis du eine Belebung verspürst.

Nun halte für ein oder zwei Minuten die Akupressurpunkte Perikard 1 und Konzeptionsgefäß 17.

Dann kreise mit den Handflächen auf den Brustspitzen die Brüste nach außen. Probiere deine Druckstärke aus. Vielleicht magst du es etwas kräftiger, wodurch deine Brüste belebt und energetisiert werden, oder eher zart und behutsam, wie eine sanfte Liebkosung. Zum Abschluss lasse deine Hände noch eine Weile auf deinen Brüsten ruhen.

* Gib 1–2 Tropfen eines ätherischen Öls auf einen Esslöffel Mandel- oder Jojobaöl. Hinweise zu ätherischen Ölen findest du auf Seite 33.

Perikard 1 »Himmlischer Teich«

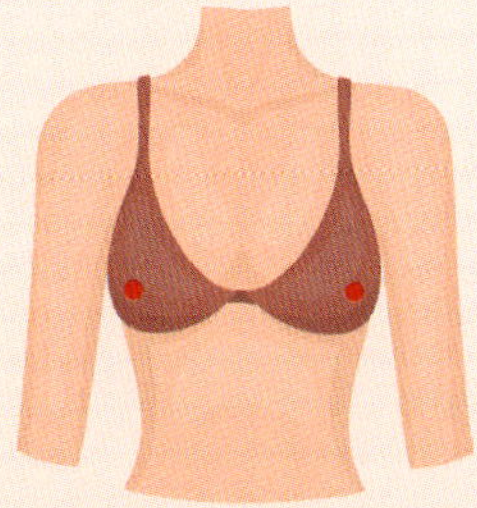

Perikard 1 liegt einen Daumenbreit seitlich der Brustspitze. Halte den Punkt nur sanft mit den Fingerspitzen und atme langsam und tief in dein Herz.

Wirkung: öffnet das Herz; löst sanft die »Panzerung« um die Brust, die durch ein gebrochenes Herz entstehen kann; lindert Spannungen in den Brüsten

Konzeptionsgefäß 17 »Meer der Ruhe«

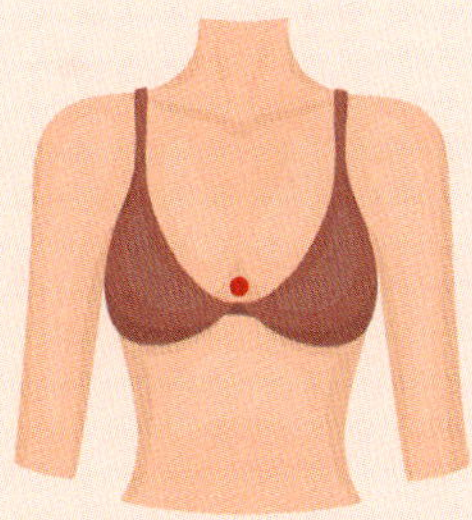

Konzeptionsgefäß 17 liegt auf dem Brustbein in Höhe der Brustspitzen in einer Vertiefung. Halte den Punkt nur sanft mit den Fingerspitzen und atme langsam und tief in dein Herz.

Wirkung: gibt inneren Frieden; lindert Nervosität und Angst; öffnet das Energiezentrum des Herzens; vertieft Freude; fördert Intimität; weitet und befreit den Brustkorb und erleichtert so eine tiefe Atmung

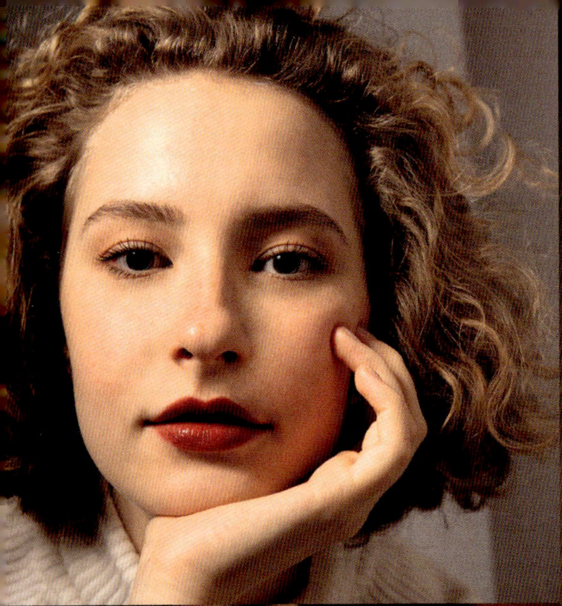
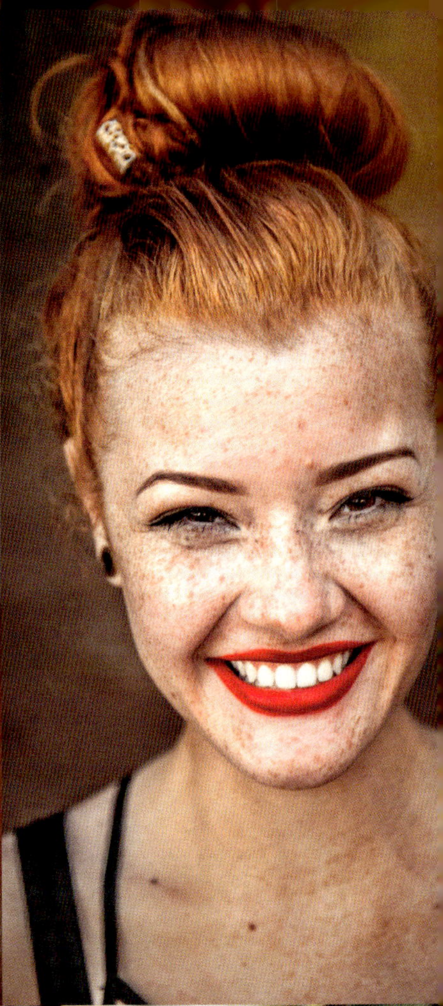
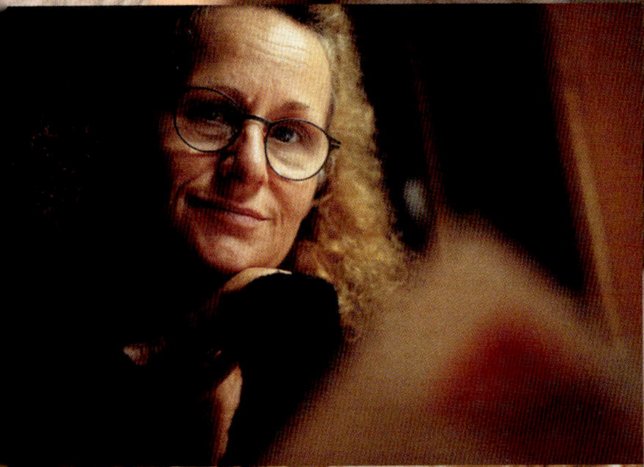
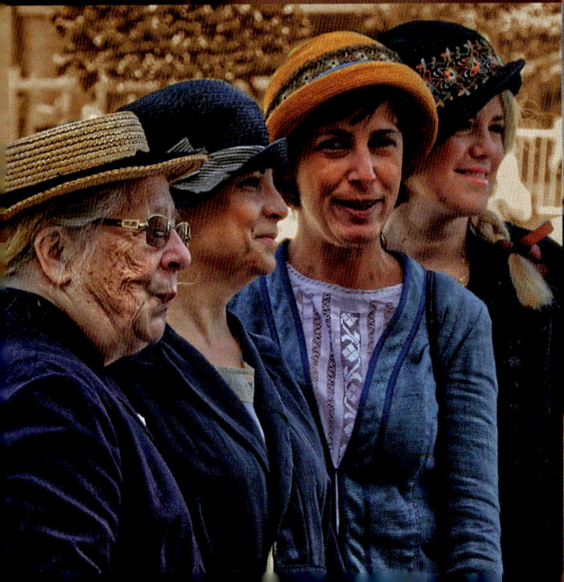
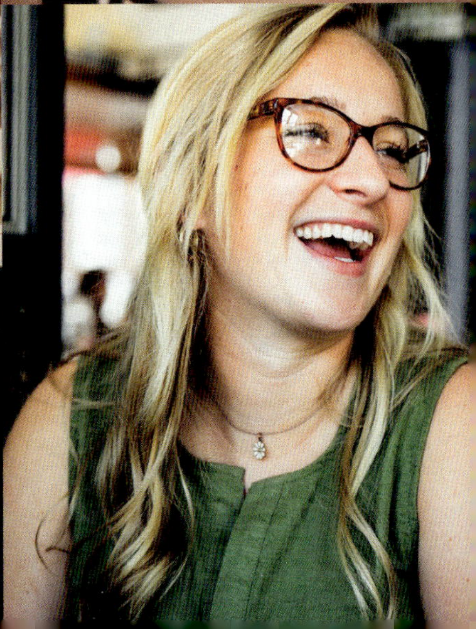

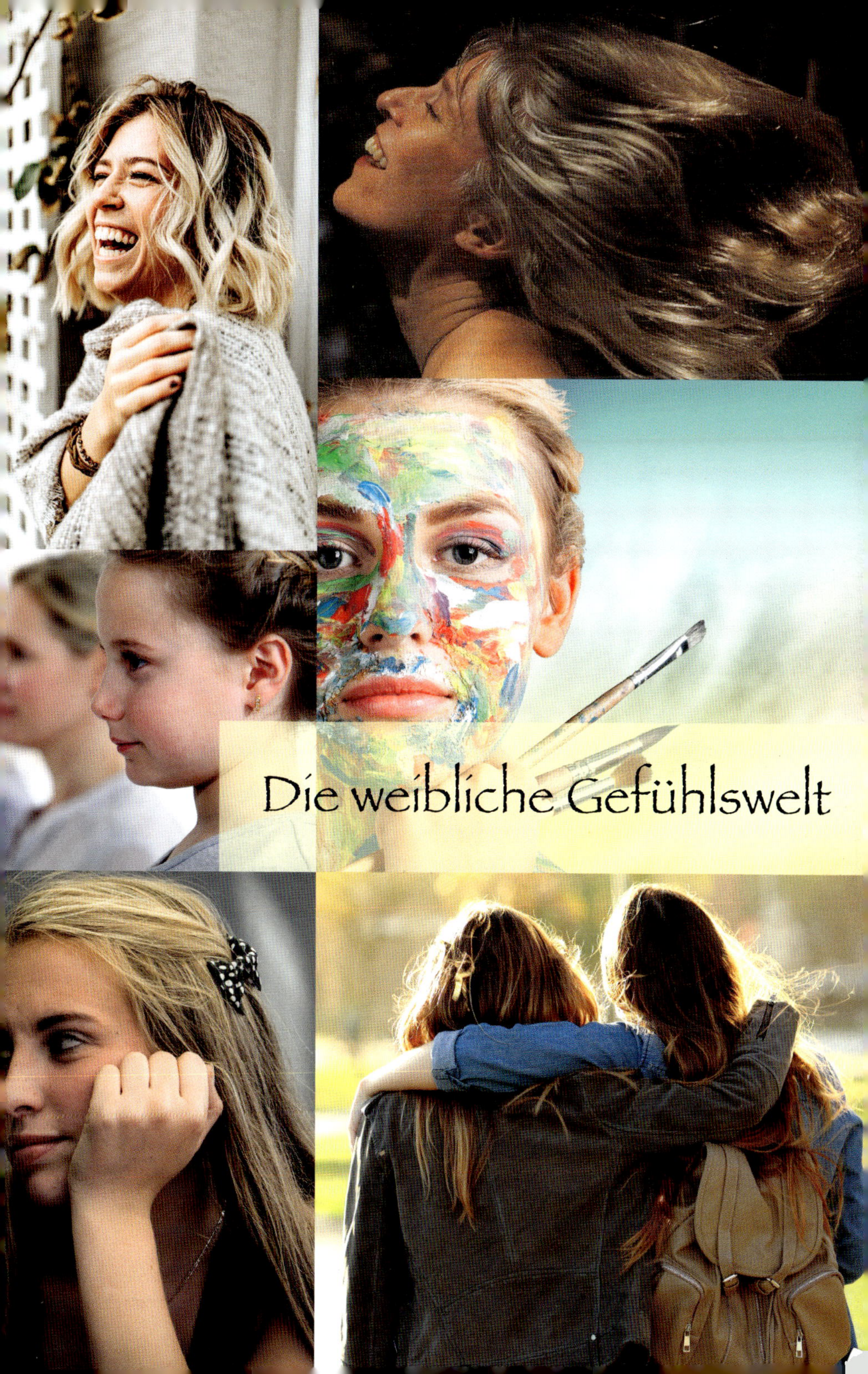

Die weibliche Gefühlswelt

Große Dramen
Tiefe Gefühle

Fühlen, Empfinden, das Wahrnehmen von Stimmungen sind Yin-Qualitäten, im Gegensatz zum rationalen Denken, das dem Yang zugeordnet wird. Auch hier zeigt sich, dass in unserer Gesellschaft das Yang einen höheren Stellenwert besitzt, denn oft wird schon in der Kindheit der Verstand darauf trainiert, den Ausdruck der Gefühle zu kontrollieren.

Doch Gefühle sind zum Fühlen da, sie möchten zugelassen und ausgedrückt und nicht etwa analysiert, bewertet und aus dem bewussten Erleben verdrängt werden. Das funktioniert auch nicht, denn unangenehme Gefühle verschwinden nicht, wenn wir sie hartnäckig verleugnen. Über kurz oder lang bahnen sie sich ihren Weg nach außen, in Form von Reizbarkeit, schlechter Laune oder auch in abrupten, überwältigenden Gefühlsausbrüchen.

Vielen Frauen sind solche unverhofften Aufwallungen in den Tagen vor ihrer Menstruation bekannt. Als Auslöser bedarf es meist nur einer Kleinigkeit. Es genügt ein locker dahingesagter Satz, etwa: »Heute Abend habe ich keine Zeit ...«, und wie auf Knopfdruck wallen heftige Emotionen auf. Plötzlich sind wir in Tränen aufgelöst und werfen unserem Partner vor, dass er uns nicht mehr liebt, uns nicht versteht oder ein unsensibler, grober Klotz ist.

Diese unbewusste Reaktion steht in keinem Verhältnis zu der harmlosen Bemerkung, die sie ausgelöst hat. Das Drama, das wir dabei erleben, hat auch nichts mit wahrem Empfinden zu tun, denn es ist keine unmittelbare Antwort auf das gegenwärtige Ereignis. Hier spricht unsere Vergangenheit, und alte Verletzungen, die noch nicht verheilt sind, kommen zum Vorschein.

Wenn wir uns in unseren Emotionen verlieren, ist Bewusstheit die Heilung. Indem wir aufmerksam in uns hineinspüren, können wir die tieferen Schichten unseres Wesens erforschen und so erkennen, was hinter dem kleinen Auslöser steht. Hinter jeder emotionalen Reaktion sind verborgene Gefühle versteckt, vielleicht die schmerzliche Empfindung aus der Kindheit, nicht geliebt, einsam zu sein und missverstanden zu werden. Diesen Gefühlen Raum zu geben, sie anzuerkennen und uns vielleicht sogar mit ihnen zu versöhnen, lässt die alten Wunden heilen.

Um Klarheit und einen inneren Abstand zu unserem Drama zu gewinnen, genügt mitunter schon die Erkenntnis, dass die kleine Bemerkung nicht der wahre Grund für unsere Gefühlsaufwallung ist. Manchmal braucht es nur einen Funken Humor, der uns über das absurde Schauspiel lachen lässt.

Indem wir bewusst in unsere Gefühlswelt eintauchen, können wir erkennen, dass wirkliches Fühlen nicht das Problem ist, sondern unsere Einstellung dazu. Unser Kopf teilt unsere Gefühle in »gut« und »schlecht« ein, er möchte die »positiven« Empfindungen wie Freude oder Liebe festhalten, hingegen Wut, Angst und Traurigkeit, die er als negativ betrachtet, dauerhaft verdrängen. Wenn wir uns jedoch manchen Emotionen widersetzen, während wir andere herbeiwünschen, führt das nur dazu, dass wir uns anspannen. Erlauben wir hingegen alle Gefühle, ohne sie zu bewerten, folgen sie einem natürlichen Fluss, sie kommen und gehen.

Oft weichen wir dem Fühlen lieber aus, besonders wenn es durch kummervolle oder traumatische Erfahrungen zu schmerzhaft geworden ist. Dazu haben wir unzählige Ablenkungsmöglichkeiten: Einkaufen, Essen, Alkohol, Drogen, Handys oder eine ständige Beschäftigung mit irgendwas. Bisweilen verlieren wir uns in Gedankenspiralen und endlosen inneren Dialogen oder wir »versumpfen« in undefinierbaren Gefühlszuständen. Auch Schuldzuweisungen und der Wunsch, anderen ein schlechtes Gewissen zu machen, sind Vermeidungsstrategien, um nicht wahrhaft zu fühlen.

Durch all das wird unsere Gabe der Empfindsamkeit verschüttet und es fällt uns schwer, Gefühle überhaupt wahrzunehmen, geschweige denn sie zuzulassen. Doch das können wir wieder lernen.

»Sinnesfasten – Sinnesfreuden«

Wenn wir den Kontakt zu unseren Gefühlen verloren haben, können unsere Sinneswahrnehmungen den Zugang wieder herstellen. Häufig sind unsere Sinne überreizt. Die Nase ist von all den künstlichen Duftstoffen überfordert, die Augen sind durch die schnell wechselnden Bilder und das Nah-Sehen auf Bildschirm oder Smartphone überlastet. Die Ohren erleben häufig eine permanente Geräuschkulisse, die Haut wird durch unnatürliche Pflegeprodukte und synthetische Kleidung belastet und die Geschmacksnerven werden durch künstliche Aromen in die Irre geführt.

Eine Zeitlang auf diese ganze Überreizung zu verzichten, reinigt die Sinnesorgane. »Sinnesfasten« bringt uns dazu, kleine Eindrücke wieder wahrzunehmen, und vertieft auch unser Körperbewusstsein. Auf diese Weise lernen wir, andächtig der Musik zu lauschen, den Duft einer Blume im Herzen zu empfangen, eine Massage zu genießen oder uns an dem Biss in einen saftigen Apfel zu erfreuen. Durch diese zarten Impulse wird die Empfindsamkeit geweckt, was nichts anderes bedeutet, als wahrzunehmen und zu fühlen, was ringsum und in uns geschieht.

Dufterlebnisse

Ätherische Öle* eigenen sich ganz besonders, um ins Reich der Sinne einzutauchen. Auch hier unterscheidet man zwischen Yin- und Yangaspekten: holzige Düfte wie Zeder, Zirbelkiefer oder auch Sandelholz haben einen männlichen Charakter (Yang). Eine weibliche Ausstrahlung (Yin) finden wir in blumig-süßen Essenzen. Indem wir uns mit einem natürlichen Duft umgeben, können wir die Eigenschaften der Essenz in unser Leben einbeziehen.

Hier sind ein paar Duftnoten, die uns unsere Weiblichkeit bewusst machen und uns dazu einladen, sie intensiver zu leben.

Die **Rose**, dem Herzen zugeordnet, ist ein Symbol für Liebe und Harmonie. Sie verfügt über die Anmut und Würde einer Königin.

Den verführerischen Zauber der Weiblichkeit finden wir in **Tuberose** oder **Jasmin** (»Königin der Nacht«). Diese kostbaren Essenzen verleihen oder vertiefen eine erotische Ausstrahlung und verlocken uns zu Sinnlichkeit.

YlangYlang, die »Blume der Blumen«, steht für Temperament, Erotik und Leidenschaft und lässt uns genießen, eine Frau zu sein.

Zugang zu Mutter Erde, zur Urkraft des Weiblichen, gibt uns der Duft der **Vetiverwurzel**. Diese schwere Essenz, die an einen feuchten Waldboden erinnert, bringt unsere Energie vom Kopf in unsere Füße.

Orange hingegen ist leicht und beschwingt. Sie stimmt uns fröhlich und lädt uns zum Tanzen ein.

---

* Hier sollten ausschließlich reine ätherische Öle verwendet werden, vorzugsweise aus biologischem Anbau.

Mutter Erde – Die Natur

Auch die Natur kann uns dem Fühlen näherbringen. Sie gewährt uns Zuflucht, wenn wir in der begrenzten Welt des Verstandes gefangen sind und uns von allem abgeschnitten fühlen. Umgeben von Bäumen, hoch oben in den Bergen, am Ufer eines Sees oder am Meer lassen sich eine tiefe Verbundenheit und Ruhe erleben. Das sind die Orte, an denen wir uns aufladen können.

Uns mit der Natur zu verbinden, verwurzelt und gibt uns dadurch Halt. Wenn wir uns hier still und achtsam aufhalten, alle Sinne auf Empfang geschaltet, vermögen wir das pulsierende Leben, das uns umgibt, auch in uns wahrzunehmen. Die Natur vermittelt uns das Gefühl, Teil von etwas Größerem zu sein und dazu zu gehören.

»Die Sau rauslassen«

Wenn wir immer brav und nett waren und unsere Wut unter den Teppich gekehrt haben, ist es wohltuend, sie endlich einmal rauszulassen. Begib dich dafür in einen geschützen Raum, in dem du weder dich selbst noch andere verletzen kannst, und lasse mal so richtig Damf ab. Du kannst schreien, toben oder ein Kissen verhauen. Wie durch ein reinigendes Gewitter wird dadurch die aufgestaute Energie entladen.

Im Körper zuhause

Sei freundlich zu deinem Leib, damit die Seele Lust hat, darin zu wohnen.
Theresa von Avila

Wenn wir von heftigen Emotionen überrollt werden oder aber unsere Gefühle abspalten und verdrängen, verlieren wir den Boden unter unseren Füßen, unseren Halt, und die Energie steigt nach oben in den Kopf. Dann ist es wichtig, unsere Aufmerksamkeit auf den Körper zu lenken. Indem wir uns auf das Geschehen in unserem Körper einstimmen, ihn spüren und immer wieder hineinhorchen, was ihm guttut und was nicht, verankern wir uns im Hier und Jetzt und entziehen dem Endlosgebrabbel in unserem Kopf die Oberaufsicht.

Der Körper bringt uns mit unserer Wahrheit in Kontakt, denn er gibt uns deutliche Zeichen, wenn etwas nicht stimmig ist. Verspannen sich unsere Schultern, bekommen wir Rückenschmerzen oder Magendrücken oder klopft unser Herz ganz wild, zeigt er uns an, dass wir über unsere Kräfte gehen, dass uns etwas zu viel wird oder dass wir etwas tun, was nicht mit unserem Inneren übereinstimmt.

Wir brauchen nur auf die ersten Anzeichen achtgeben: ein Kloß im Hals, wenn wir nicht aussprechen, was uns auf dem Herzen liegt, oder eine innere Anspannung oder Erschöpfung nach dem Zusammensein mit bestimmten Menschen, die uns nicht guttun. Unser Körper hat viele Möglichkeiten, Zeichen zu setzen zunächst ganz behutsam, doch dann immer deutlicher.

Indem wir ihn mit Freundlichkeit und Akzeptanz behandeln (»Schön, dass es dich gibt!«), seine Bedürfnisse beachten, täglich nährende und beglückende Auszeiten erleben und unser Tempo verringern, werden wir offen und empfänglich für seine Botschaften.

Um dich dafür zu öffnen, sozusagen »auf Empfang« zu gehen, schließe die Augen und lasse dich nach innen fallen. Stelle dir die Frage: »Was ist im Moment da, was nehme ich in diesem Augenblick wahr?« Es können körperliche Verspannungen oder auch ein Wohlempfinden sein, Gefühle und Gedanken. Lass das alles geschehen, ohne es zu verändern.

Der Atem – Bewusstes Geschehenlassen

Der Atem ist ein wesentlicher Schlüssel, um in den gegenwärtigen Moment und damit zu dir zurückzukehren. Immer dann, wenn du dich in deinen Gedanken verlierst, richte dein Gewahrsein auf deinen Atem, nimm ihn einfach nur wahr. Lege dazu deine Hände auf deinen Bauch. Mit dem Einatmen wölbt sich der Bauch sanft deinen Handflächen entgegen und dein Brustkorb weitet sich. Mit dem Ausatmen senkt sich der Bauch wieder, du lässt dich in die Entspannung gleiten.

Nun atme wieder ein. Spüre die Weite. Du kannst dir vorstellen, dass mit dem Atem Licht und Leben in dich einströmen. Dann geschieht das Ausatmen, mit dem du alles, was dich belastet, Zweifel und Sorgen abgeben kannst. Und schon atmest du wieder ein und wirst mit Lebensenergie erfüllt.

Dies ist eine wunderbare Übung für zwischendurch. Du wirst schon nach wenigen Atemzügen spüren, dass dein Atem weicher und entspannter fließt, du ruhiger wirst und mehr bei dir ankommst.

In der Erde verwurzelt

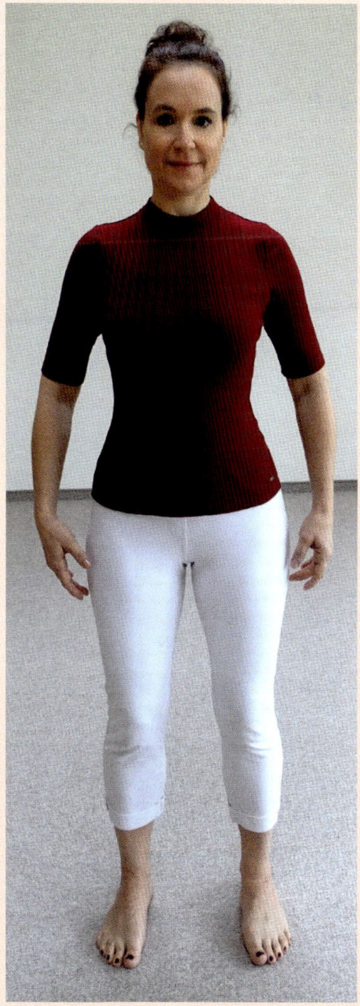

Stehe aufrecht, finde einen stabilen Stand und richte deine Aufmerksamkeit auf deinen Körper. Nimm deine Füße wahr, stelle einen Kontakt zum Boden her. Schau, ob es dir möglich ist, deine Beine und dein Becken zu entspannen. Nimm Bauch und Brust wahr, während dein Atem sie bewegt, entspanne ganz bewusst die Schultern, lasse die Anspannung im Unterkiefer los.

Nimm ein paar entspannte und doch tiefe Atemzüge und genieße das Gefühl, in deinem Körper verwurzelt zu sein. Stelle dir nun vor, die Kraft der Erde über die Füße einzuatmen, die Beine entlang hoch bis in deinen Bauch. Nimm mit jedem Atemzug die weibliche Erdenergie in dich auf. Mit dem Ausatmen lass alle Spannung los und gib sie an die Erde ab. Mache dabei einen Laut, lasse ihn aus deinem Inneren aufsteigen.

Die Sehnsucht nach Liebe

Und es kam der Tag, da das Risiko,
in der Knospe zu verharren, schmerzlicher wurde,
als das Risiko, zu erblühen.

Anaïs Nin

Der Wunsch zu lieben und geliebt zu werden, ist wohl die größte Sehnsucht eines Menschen. Indem wir so geliebt werden, wie wir sind, entsteht die Fähigkeit, uns selbst zu lieben und uns mit all unseren Ecken und Kanten anzunehmen. Das lässt uns innerlich erstrahlen, schenkt uns Selbstachtung und lässt uns unseren Wert erkennen.

Doch nur wenige Menschen erfahren diese Liebe in ihrer Kindheit. Die Liebe der Eltern ist meist an Bedingungen geknüpft. Wir erhalten Lob und Anerkennung, wenn wir uns in der vorgegebenen Weise entwickeln, und Kritik, wenn wir die Erwartungen nicht erfüllen. Wir werden für die verschiedensten Eigenschaften und Leistungen anerkannt, aber nicht dafür, wer wir wahrhaft sind. Auf diese Weise lernen wir weder uns selbst zu lieben, noch entdecken wir unseren inneren Wesenskern.

Das artige kleine Mädchen

Kleine Mädchen werden häufig dann geschätzt, wenn sie nett und artig sind. Um geliebt zu werden, nehmen sie sich zurück und werden »pflegeleicht«. Die lebendige, ungezähmte Energie in ihrem Inneren bekommt keinen Raum.

Wurden wir auf diese Weise erzogen, fällt es uns später schwer, die Seiten an uns zu akzeptieren, die unbequem und machtvoll sind. Wir haben Schwierigkeiten, unsere Stimme zu erheben und unserer Wut Ausdruck zu verleihen. Dieses Gefühl wird von Frauen besonders häufig unterdrückt, denn als artige kleine Mädchen haben sie gelernt, »um des lieben Friedens willen« ihren Ärger zurückzuhalten.

Es ist wunderbar befreiend, wenn wir unsere anerzogenen Verhaltensweisen mal beiseiteschieben und uns erlauben, so zu sein wie wir sind: nicht nur lieb und nett, sondern auch schlecht gelaunt, eigenwillig, lustlos, widerspenstig, zickig und wütend.

Astrid Lindgren hat Generationen kleiner Mädchen dazu ermutigt, genau das zu leben. Von ihr stammt das Zitat: »Lass dich nicht unterkriegen. Sei frech und wild und wunderbar.« Ihre »Schöpfung« Pippi Langstrumpf ist ein selbstbewusstes, unkonventionelles und liebenswertes Mädchen, das keinerlei Respekt vor Dingen oder Menschen zeigt, die ihn nach ihrer Meinung nicht verdienen.

Der Blick nach außen

Solange wir keinen Zugang zur Liebe und Wertschätzung in uns selbst gefunden haben, suchen wir nach Anerkennung und Bestätigung im Außen: Wir machen uns Gedanken um unser Aussehen, unsere Figur oder die angesagte Kleidung. Auch der ideale Mann an unserer Seite soll uns die gewünschte Anerkennung geben. Über all dem steht die bange Frage: »Was wohl die anderen von mir denken?«

Doch indem wir all unsere Fühler nach außen ausrichten, begeben wir uns in eine Abhängigkeit: Bekommen wir ein Kompliment, fühlen wir uns großartig. Kritisiert uns hingegen jemand, fällt unser Selbstwertgefühl wie ein Kartenhaus zusammen. Unsere Stimmung schwankt wie ein Fähnchen im Wind und wir beginnen uns zu verbiegen: Wir tun alles, um gemocht zu werden und Ablehnung zu vermeiden. Wir richten uns danach, was in der Gesellschaft wertgeschätzt wird, passen uns an und vergessen dabei, uns zu fragen, ob das auch unserer inneren Wahrheit entspricht. Dieses Dilemma wird in den sozialen Medien besonders deutlich, wo es im Wesentlichen darum geht, sich nach außen zu präsentieren.

Nur wenn wir uns nach innen wenden, werden wir von den Meinungen anderer unabhängig. Indem wir Liebe und Mitgefühl für uns selbst entwickeln, lässt das fremdbestimmte Auf und Ab der Gefühle nach und Stabilität und Ruhe gelangen in unser Leben. Wir kommen uns selbst näher.

Die Suche nach dem Märchenprinzen

Bei fehlender Liebe zu uns selbst soll oft ein Mann die Lösung sein. Wie ein Märchenprinz soll er uns aus unserer Einsamkeit erlösen und unser ungestilltes Bedürfnis nach Liebe erfüllen. In unzähligen Büchern und Filmen haben wir miterlebt, wie so ein Prinz die Prinzessin oder auch das einfache Mädchen erwählt und es aus dem Dornröschenschlaf erweckt. Er hat nur Augen für seine Auserwählte und liebt sie so wie sie ist.

Vielleicht haben wir schon einen Partner, der aber keine Ähnlichkeit mit einem Märchenprinzen aufweist. Dann bemühen wir uns, ihn in diesem Sinne zu verändern. Die Kraft, die wir dafür aufwenden, geht uns selbst verloren.

Ob wir nun noch auf der Suche oder mit dem »vorhandenen« Mann nicht zufrieden sind: In beiden Fällen geben wir unsere Macht nach außen ab. Wir sind entweder in Hoffnungen und Wünschen gefangen oder auf unseren Liebespartner fixiert. Das Gefühl für unseren eigenen Wert geht dabei verloren. Die daraus entstehende Unsicherheit versuchen wir durch äußere Mittel zu überdecken.

Äußere und innere Schönheit

Da in unserer Gesellschaft der Wert einer Frau in großem Maße durch ihre Attraktivität bestimmt wird, sind wir eher mit unserer äußeren Schönheit beschäftigt als mit unserem inneren Zustand. In der Hoffnung, dadurch begehrenswert zu sein, interessiert uns mehr, wie unser Körper aussieht, als ihn von innen her zu spüren und seine Bedürfnisse wahrzunehmen. Um anderen zu gefallen, eifern wir dem gängigen Schönheitsideal nach und vertuschen unsere Unzulänglichkeiten und »Makel«.

Der Preis für die Schönheit ist oft hoch und auch schmerzhaft: Es wird viel Geld in Mode und Kosmetik investiert, Gesicht und Brüste werden operativ »optimiert«, Füße in Stöckelschuhe gezwängt, Haare chemisch behandelt, unser natürlicher Körperduft mit künstlichen Aromen übertüncht – die Liste ist endlos! In ihrem Verlangen, schön und sexy zu sein, werden Frauen mehr und mehr zu dekorativen Barbie-Püppchen. Doch solange ihr Aussehen einer Maske gleichkommt und nichts mit ihrem inneren Zustand zu tun hat, werden sie keine Liebe anziehen, sondern höchstens Sex.

Es ist traurig zu sehen, wie viele Mädchen und Frauen sich nicht als schön empfinden und an ihrem Gesicht, ihrem Körper und ihrem Gewicht herumnörgeln. Doch diese Ablehnung und oft unerbittliche Selbstkritik machen uns weder attraktiv noch liebenswert.

Wenn wir wahrhaft geliebt werden möchten, müssen wir uns so zeigen, wie wir sind. Irgendwann müssen wir »das Korsett ablegen«, die Bodyshape-Unterwäsche ausziehen, das Makeup abschminken und den eingezogenen Bauch entspannen.

Natürlich spricht nichts dagegen, uns auch mal richtig »aufzubrezeln« und schick zu machen. Mit einem großen Auftritt können wir unserem Bedürfnis nachkommen, gesehen zu werden, und Aufmerksamkeit und Bestätigung genießen. Und Weiblichkeit liebt Schönheit!

Doch diese Freude am Zurechtmachen sollte es nicht unmöglich machen, uns auch in unserem ganz natürlichen Zustand freundlich in die Augen zu schauen und zu sagen: »Ja, das bin ich!« Freundlichkeit, mit der wir uns selbst wertschätzen, und Akzeptanz, durch die wir mit all unseren Macken Frieden schließen, sind der Weg zu wahrer Schönheit, die auch nach außen ausstrahlt. Schön ist alles, was wir mit Liebe betrachten.

Konkurrenz oder Freundschaft?

Wenn wir unser Hauptaugenmerk darauf legen, Männern zu gefallen, können wir mit anderen Frauen keine Freundschaft schließen, das »Schwesterngefühl« geht verloren. Auf der Jagd nach dem »Richtigen« werden sie zu Konkurrentinnen, die uns in unserer Suche nach männlicher Bestätigung im Weg stehen. Eifersüchtig beginnen wir uns mit ihnen zu vergleichen. Schnell finden wir andere Frauen, die uns schöner und begehrenswerter erscheinen.

Dieses Vergleichen wirkt wie Gift auf unsere Seele, denn es macht uns innerlich klein und lässt uns unseren eigenen Wert vergessen. Es vergiftet auch unser Verhältnis zu anderen Frauen, da wir als Folge nicht nur bei uns selbst, sondern auch bei unseren »Rivalinnen« nach Makeln und Fehlern suchen.

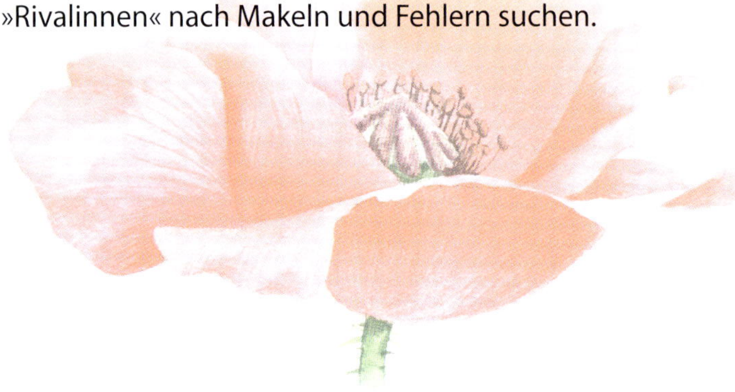

Der Kreis der Frauen

Im Kreis der Frauen treffen sich mehrere Frauen, um sich gegenseitig zu unterstützen, aufzufangen, zu ermutigen, zu verstehen und ihre Weiblichkeit wertzuschätzen. Indem sie gemeinsam tanzen, meditieren, die Natur erleben oder Rituale zelebrieren, wird dieses Zusammensein zu einer Quelle der Heilung.

Die Treffen können sehr nährend sein, wenn die Frauen bereit sind, authentisch zu sein und nach innen zu gehen. Ein wesentlicher Bestandteil dieser Zusammenkünfte ist ein ehrliches Sichmitteilen und aufmerksames Zuhören. Wenn die Frauen sich nichts vormachen, sondern sich aufrichtig auch in ihren Schwächen und ihrer Hilflosigkeit zeigen, geschieht eine große Befreiung, nicht nur für diejenige, die sich offenbart, sondern auch für alle anderen. Die Nähe, die dadurch zwischen ihnen entsteht, lässt die ungesunde Angewohnheit, uns zu bewerten und zu vergleichen, dahinschmelzen.

Gesunde Grenzen und Intimität

Wir sehnen uns alle nach inniger Nähe, die uns wärmt und heilsam ist. Doch Vertrautheit, Liebe und Intimität können nur geschehen, wenn wir uns erlauben, unser ursprüngliches Gesicht zu zeigen und verletzlich zu sein. Dafür müssen wir bereit sein, uns zu öffnen. Viele Frauen haben jedoch in ihrer Vergangenheit, oft schon in ihrer Kindheit, erlebt, dass in ihrer Offenheit ihre Grenzen verletzt und überschritten wurden.

Die schmerzliche Erfahrung, von einem Menschen energetisch, emotional oder auch körperlich überwältigt worden zu sein, nimmt uns das Gefühl von Sicherheit und erschüttert unser Vertrauen, nicht nur in andere und in das Leben, sondern auch in uns selbst. Sie macht uns dünnhäutig und gibt uns das Gefühl, negativen Situationen hilflos ausgeliefert zu sein.

Die Fähigkeit, Grenzen zu setzen, können wir erlernen. Es beginnt damit, uns unseres Körpers und unserer Bedürfnisse bewusst zu werden und unsere Mitte zu stärken. Indem wir eine innere Kraft entwickeln, wächst die Fähigkeit, NEIN zu sagen, wenn wir etwas nicht möchten. So können Vertrauen und das Gefühl von Schutz und Sicherheit wieder wachsen.

Gesunde Grenzen sind nicht in Stein gemeißelt. Es geht nicht darum, einen Abwehrpanzer zu bilden, der alles und jeden fernhält. Eine gesunde Schranke ermöglicht es, uns in einer geschützten, angenehmen Atmosphäre wieder zu öffnen, um empfänglich zu sein und Sinnlichkeit und Nähe zuzulassen.

Das ist die große Kunst: empfindsam und verletzlich zu sein und gleichzeitig stark, um heilsame Grenzen zu setzen. Wir brauchen Schutz *und* Nähe. Es ist genauso ungesund, gleich alle Schutzwälle fallen zu lassen und uns verletzen zu lassen wie uns automatisch abzugrenzen. Letzteres geschieht häufig in Beziehungen: Wir errichten schnell eine Abwehrschicht und verschließen uns. Dafür gibt es viele Strategien: Wir verhalten uns feindselig, ziehen uns zurück, trennen uns, bevor wir verlassen werden könnten, lassen uns gar nicht erst ein, versuchen Gefühle mit dem Verstand klein zu halten, werden zynisch. Durch all das vermeiden wir, verletzlich zu sein.

Auf diese Weise ist Intimität nicht möglich. Dafür brauchen wir keine ausgeklügelten Verteidigungsstrategien, sondern eine Stärke im Inneren: eine kraftvolle Mitte, die uns in uns ruhen lässt, und ein vertrauensvolles Herz. Das gibt uns den Mut, ohne den Schutz unserer Rüstung zu sein, uns im Innersten berühren zu lassen und uns »nackt« zu zeigen.

Herzenssegnung

Finde eine bequeme und aufrechte Position, schließe die Augen und lege deine Hände auf dein Herz. Spüre mit jedem Atemzug die Weite in deinem Brustraum. Nimm dein Herz wahr, das in der Mitte der Brust wie eine warme, strahlende Sonne ruht. Stelle dir vor, dass Licht und Wärme aus deinem Herzen überfließen, wie aus einem Füllhorn über die Schultern und Arme in deine Hände. Lege nun die Hände, die erfüllt sind von dieser Energie, auf deine Brüste. Spüre wie die Kraft des Herzens dort empfangen wird.

Dann lade deine Hände wieder über deinem Herzen auf und finde einen neuen Platz, der Mitgefühl und Liebe, vielleicht auch Heilung braucht. Du kannst das noch mehrmals wiederholen. Die Kraft der Sonne in deinem Herzen ist unendlich. Sie ist eine leuchtende Quelle, von der du immer wieder Licht, Akzeptanz und Liebe schöpfen kannst.

Vergebung

Vergebung ist die Grundlage für die Liebe. Uns selbst und anderen zu verzeihen, erlöst uns von Bitterkeit und Groll und weicht die Verhärtung auf, die sich dadurch um unser Herz gelegt hat. Indem wir Vorhaltungen und Schuldzuweisungen beenden, können wir äußeren und inneren Frieden finden. Wenn wir diese vergiftenden Emotionen loslassen, werden wir wieder frei und offen für das Leben.

Im hawaiianischen Vergebungsritual Ho'oponopono lauten die zentralen Sätze: »Es tut mir leid«, »Bitte verzeihe mir«, »Ich liebe dich«, »Danke«.

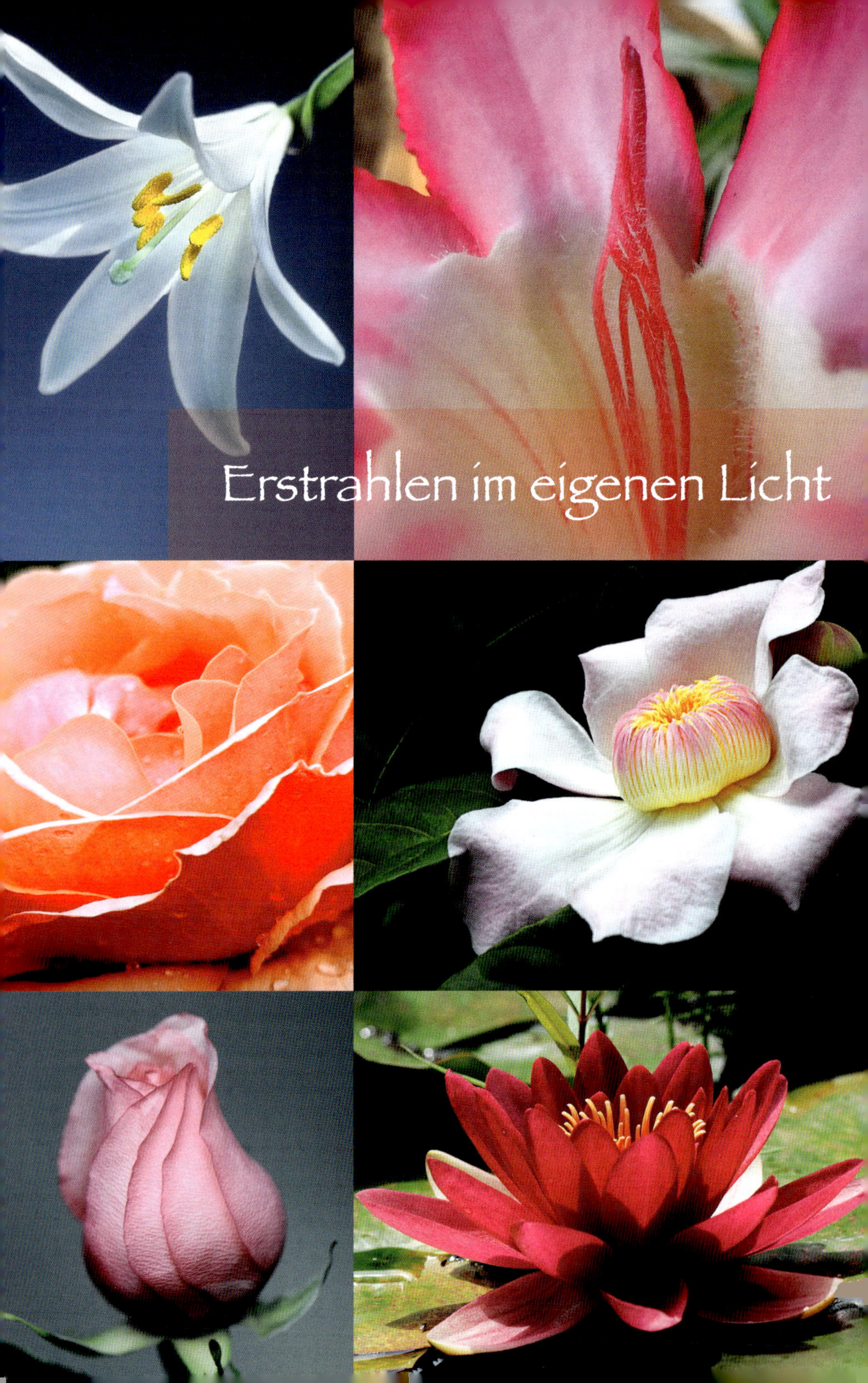
Erstrahlen im eigenen Licht

Die uns innewohnende Schöpferkraft

Erkenntnis hat erst einen Wert, wenn sie gelebt wird.
So wird sie in die Welt geboren.
Byron Katie

In jedem Menschen steckt der Wunsch, sich zu verwirklichen. Die Sehnsucht, eigene Ideen und Visionen zu entwickeln und das innewohnende Potenzial zu leben, ist uns allen vertraut. Für Frauen gab es jedoch früher wenig Möglichkeiten sich kreativ zu entfalten. Über die Jahrtausende war ihre Schöpferkraft auf das Austragen von Kindern beschränkt. Im Mittelalter wurden Frauen, die andere – besondere – Qualitäten gelebt haben, nicht etwa verehrt, sondern als Hexen verbrannt. Die vielgerühmten Heldentaten waren in der Vergangenheit »Männersache«, und auch das Erschaffen von Kunstwerken war Männern vorbehalten. Das, was Frauen in die Welt gebracht haben, ist viel zu selten in die Geschichtsbücher eingegangen.

Zum Glück hat sich das in der heutigen Zeit in vielen Teilen der Welt geändert. Schon das ausgehende 19. Jahrhundert hat einige Frauen hervorgebracht, die für ihre Rechte eingetreten sind und die Stellung der Frau in der Gesellschaft verändert haben, wie durch das Frauenwahlrecht oder neue berufliche Möglichkeiten für Frauen. Die große Wende kam dann in den Sechzigerjahren des 20. Jahrhunderts. In der Aufbruchstimmung dieser Ära haben Frauen ihre Küchenschürze und damit ihre Pflichten am Herd abgelegt in dem Wunsch, eine bedeutendere Rolle in der Gesellschaft zu spielen.

Doch obwohl heutzutage der individuellen Entfaltung von

Frauen nur wenige äußere Grenzen gesetzt werden, haben sie oft Schwierigkeiten, ihren eigenen Wert und ihre Größe zu erkennen. Sie haben eher gelernt, sich kleinzumachen, sich auszubremsen und ihr Potenzial zu unterdrücken.

Wenn schon unsere Mütter und Großmütter ein Gefühl von Wertlosigkeit und Unterlegenheit in sich getragen haben, sind uns diese Gefühle sozusagen in die Wiege gelegt worden. Es ist wichtig, uns von diesen eingeimpften Vorstellungen und uralten Glaubenssätzen der Frauen unserer Ahnenreihe zu lösen. Wir haben unser Licht viel zu lange unter den Scheffel gestellt. Nun ist es Zeit zu erstrahlen. Die spirituelle Lehrerin Marianne Williamson hat das so formuliert: »Wir wurden geboren, um die Herrlichkeit Gottes zu verwirklichen, die in uns ist.«

Um für die eigene Wahrheit einzustehen, die vorgetrampelten Pfade zu verlassen und uns ins Unbekannte zu wagen, brauchen wir Mut und die Bereitschaft, uns zu zeigen und einen Teil unserer Seele zu offenbaren. Es ist hilfreich, wenn uns dabei Menschen umgeben, die das Echte in uns sehen und bestärken.

Auf diesem Weg werden wir sicher Fehler machen, Dummheiten begehen und dafür vielleicht belächelt werden. Wir werden auch verschiedene Hindernisse überwinden müssen.

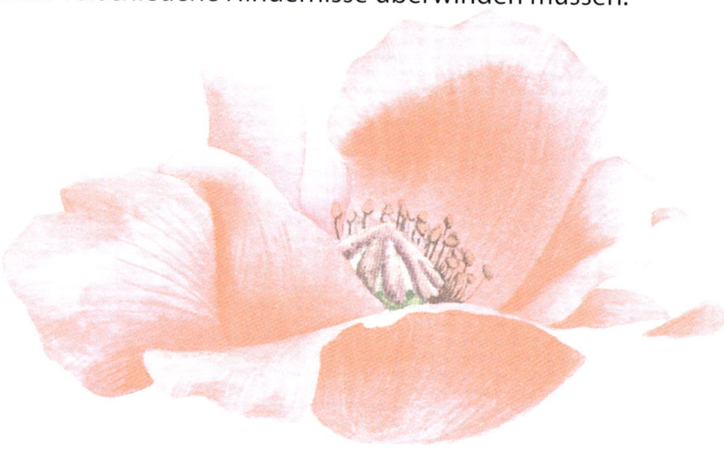

Hindernisse auf dem Weg

»Ich werde gebraucht, also bin ich«

Unser Selbstwertgefühl beziehen wir oft daraus, gebraucht zu werden. Durch den Wunsch, unentbehrlich zu sein, übernehmen wir zu viel Verantwortung für andere. Wir wollen es allen recht machen und überfordern uns dadurch. Wir passen unsere Bedürfnisse an die Familie, die Arbeitskollegen und die Gesellschaft an und vergessen dabei uns selbst. Für die Zustimmung und Anerkennung anderer geben wir die eigene Kraft ab.

Doch wenn wir keine Aufgaben mehr haben, die Kinder aus dem Haus sind, die langjährige Beziehung in die Brüche geht oder wir unsere Arbeit verlieren, erleben wir häufig eine Desillusionierung und unsere Welt fällt wie ein Kartenhaus zusammen. Spätestens dann sind wir aufgefordert, uns selbst wieder ins Zentrum unseres Lebens zu stellen und uns nach innen zu wenden.

Faule Kompromisse

Im Zusammenleben mit anderen ist es normal, immer wieder Kompromisse zu machen. Viele davon gehen wir bereitwillig ein, aus Liebe oder aus dem Wunsch nach Gemeinsamkeit. Doch wir müssen immer wieder schauen, aus welchen Motiven heraus wir es tun und was dabei mit uns geschieht. Wenn wir uns dabei verleugnen oder gar den Respekt vor uns selbst verlieren, werden Kompromisse »faul«.

In einer Beziehung sind es meist die Frauen, die bereit sind, sich anzupassen und die eigenen Bedürfnisse beiseitezustellen. Eher als Männer nehmen sie sich zurück und arrangieren sich.

Besonders wenn Frauen verliebt sind, lassen sie sich auf die fragwürdigsten Zugeständnisse ein. Ihr verklärter Blick verschleiert die nüchternen Tatsachen, dass der Angebetete sie schlecht behandelt, sie in ihrer Entfaltung behindert oder er verheiratet ist und nur ein nettes Abenteuer sucht.

Mit faulen Kompromissen erachten wir die Bedürfnisse anderer für wichtiger und schieben die eigenen Wünsche auf: »Wenn ich in Rente bin, dann ...« oder »Wenn die Kinder aus dem Haus sind ...« Es lassen sich so viele plausible Gründe finden, um die eigenen Sehnsüchte noch eine Weile ruhen und eine Gelegenheit nach der anderen verstreichen zu lassen. Wenn wir das immer wieder erleben, ist es wichtig, uns folgende Fragen zu stellen: »In welchen Situationen in meinem Leben möchte ich mich nicht mehr verbiegen?« und »Welche ungelebten Träume möchte ich verwirklichen?«

Oft geben wir nach, um Spannungen und Auseinandersetzungen zu vermeiden. Weil wir schwelende Konflikte nicht ertragen können, wählen wir eine bequeme Lösung. Vielfach verbirgt sich dahinter die bange Frage: »Was passiert, wenn ich NEIN sage?«, verbunden mit der Angst, hinterher allein zu sein.

Die Angst, allein zu sein

Wenn wir Angst haben, allein zu sein, halten wir an Beziehungen fest, die längst nicht mehr lebendig sind. Wir befürchten, dass uns niemand mehr mag, wenn wir es wagen zu wachsen und zu erblühen. Um zu jemandem zu gehören oder Teil einer Gemeinschaft zu sein, halten wir uns lieber angepasst und unauffällig. In diesem »geschrumpften« Zustand sind wir für niemanden eine Bedrohung.

Um uns aus diesen Abhängigkeiten zu lösen, ist es wichtig, zunächst nur Momente, dann Stunden oder auch Tage mit uns

selbst zu verbringen. Nur dadurch verliert das Alleinsein seinen Schrecken und wir finden zurück zu unserer Kraft und Authentizität. Dann werden wir erstaunt entdecken, dass wir nicht einsam sind. In unserem Freundeskreis wird es jedoch eine Veränderung geben: diejenigen, die uns klein und in Abhängigkeit halten wollen, werden sich irritiert verabschieden. Doch wir werden andere Menschen finden, die auch für sich selbst einstehen und unserer Entfaltung nicht im Weg stehen.

Opfer sein – Die Schuld der anderen

Wenn wir nie das tun, was uns wirklich am Herzen liegt, wenn wir das Gefühl haben, von anderen oder vom Leben selbst zu viele Pflichten aufgebürdet zu bekommen oder einem Mann gegenüber wehrlos zu sein, sind wir in der Opferrolle gefangen.

Dieser Zustand ist äußerst unbefriedigend und führt dazu, dass das Opfer in Jammern und Klagen über die widrigen Umstände ihres Lebens verfällt und sich immer wieder die Frage stellt: »Warum gerade ich?!« Das ist mit einer Traurigkeit verbunden, etwas im Leben versäumt zu haben beziehungsweise dem eigenen Lebensweg untreu gewesen zu sein. Dabei übernehmen die Opfer keine Verantwortung für sich selbst, sondern geben anderen die Schuld an ihrer Misere. Wenn sie ihre eigenen Bedürfnisse beiseite stellen, lassen sie das die anderen spüren. Das ist die Macht des Opfers.

Um uns aus dem Opferdasein zu befreien, müssen wir in unserem Leben das Ruder wieder selbst in die Hand nehmen. Als erstes geht es darum zu erkennen, dass niemand für unser Unglück verantwortlich zu machen ist, dass weder die Eltern noch der Mann, die Arbeitskollegen, die Kinder oder die Gesellschaft die Schuld daran tragen. Das ist ein riesiger Schritt in Richtung Freiheit.

Der innere Kritiker

Auf dem Weg, unsere eigene Wahrheit zu leben, sind wir schnell mit dem inneren Kritiker konfrontiert. Er macht es uns schwer, nach innen zu lauschen, denn häufig wartet er schon an der nächsten Ecke und ruft uns hämisch zu: »Wer glaubst du denn zu sein?!« oder »Du schaffst es ja doch nicht!« und »Mach dich doch nicht lächerlich!« Seine missbilligende Stimme wertet uns ab und sät Zweifel, die hartnäckig an uns nagen und ganze Projekte zum Scheitern bringen können. Es ist so, als würde in uns jemand wohnen, der uns die ganze Zeit sabotiert, der Sorge und Misstrauen schürt und natürlich die Angst, Fehler zu machen: »Es wird nicht funktionieren!«

Der Kritiker hat unzählige Möglichkeiten uns zu quälen. Er verwendet dazu meist die gleichen Wörter, die unsere Mutter, unser Vater, unsere Lehrer oder andere sogenannte Autoritäten zu uns gesagt haben. Er flüstert uns ein, dass wir nie genug sind, zu dumm, zu klein, zu dick, zu dünn und vor allem zu unwichtig sind. Und was besonders schmerzlich ist: Meist haben wir uns schon an unseren inneren Kritiker gewöhnt, sodass wir ihm bedenkenlos glauben. Seine Stimme ist uns so vertraut, dass wir sie für wahr halten. Dann werden aus den Worten Glaubenssätze und wir streben Ideale an, die uns gar nicht entsprechen.

Was uns hilft, das alles zu überwinden, ist die Freude am Tun. Nimm dir Zeit, genau zu schauen, in welchen Momenten dein Kritiker dich angreift und was du tun wolltest, bevor er sich eingemischt und das Ganze mit einem zynischen Lächeln runtergemacht hat. Gib der Idee, dem Gefühl oder der Vision in dir Raum. Lass dein Herz sprechen. Vielleicht zeigt sich ein klarer Impuls für eine Handlung, die dich zufrieden und glücklich macht. Wenn wir mit Begeisterung bei der Sache sind – egal was wir tun! – wird der innere Kritiker mehr und mehr verstummen.

Die Blüte geht auf

> Ich habe gemerkt, das Wunder, auf das ich so lange gewartet habe, bin ich selbst.
> Selma Lagerlöf

Spürst du ein Potenzial in dir, das gelebt werden möchte? Gibt es da etwas, das du schon lange tun wolltest? Dann ist jetzt der richtige Zeitpunkt gekommen, die eingebaute Handbremse zu lösen und einen mutigen Schritt zu tun, mit dem du dich wieder ins Zentrum deines Lebens stellst.

Möglicherweise bist du dir deiner Einzigartigkeit noch gar nicht bewusst und mit deinen besonderen Talenten, die in dir schlummern, noch nicht vertraut.

Du erkennst sie daran, dass sie dir Freude bereiten, unabhängig davon, was andere von dir denken und erwarten. Die Motivation deines Tuns ist von etwas Tieferem geleitet als äußerer Zustimmung. Die Erfüllung, die du dabei erlebst, hat nichts mit Pflicht und Verantwortung zu tun, sondern mit der Erkenntnis und dem Gefühl, dass es mit deinem Inneren übereinstimmt.

Du hast der Welt etwas zu geben! Was es ist, spielt keine Rolle: Vielleicht ist es deine Mission, Kinder in der Schule für das Lesen und Schreiben zu begeistern oder in einem wissenschaftlichen Labor eine neue Formel zu entdecken, liebevolle Massagen zu geben, in der Politik die Welt positiv zu verändern, ein Kind beim Aufwachsen zu begleiten, einem heimatlosen Tier ein Zuhause zu geben oder Kuchen zu backen, mit denen du Freunde, Nachbarn und dich selbst beglückst. Es gibt unendlich viele Möglichkeiten, dein Potenzial zu leben und so kraftvoll, strahlend, wertvoll, schön und weise zu sein, wie du bist.

Bemerkenswerte Frauen

In der Geschichte der Menschheit haben unzählige Frauen durch ihr Engagement, ihre Kunst oder wissenschaftlichen Forschungen oder einfach durch ihr Sein Zeichen gesetzt und einen individuellen Fußabdruck hinterlassen. Trotz zum Teil immensen männlichen Widerstands haben sie sich den gesellschaftlichen Normen nicht unterworfen, sondern authentisch ihre Wahrheit gelebt. Zu sehen, wie sie ihren Weg auf einzigartige Weise gegangen sind, kann uns dazu inspirieren, es auch zu tun.

Einige der Frauen bekamen für ihr Lebenswerk sogar den Friedensnobelpreis. Die erste war die in der Friedens- und Frauenbewegung engagierte *Bertha von Suttner*. Hervorheben möchte ich noch *Wangari Maathai*, die diese Auszeichnung für ihr Wiederaufforstungsprojekt »Green Belt« in Kenia erhielt, über das Frauen Millionen von Bäumen gepflanzt haben. Dass sie dadurch das Land zum Wohl aller verändert haben, bescherte den Frauen Selbstvertrauen und Zuversicht.

Einige Frauen haben ihre spirituelle Reise in spannenden Biografien erzählt. So schildert *Maura O'Halloran* in »Im Herzen der Stille« ihre dreijährige Schulung in einem japanischen Zen-Kloster. In dem Buch »Das Licht, das keinen Schatten wirft« wird die außergewöhnliche Lebensgeschichte von *Tenzin Palmo* beschrieben, die sich viele Jahre in eine abgelegene Höhle in den Himalaya zurückzog. »Der große Trip« handelt von der abenteuerlichen Wanderung »Tausend Meilen durch die Wildnis zu mir selbst«, die Cheryl Strayed am Wendepunkt ihres Lebens angetreten hat.

Mich persönlich haben noch folgende Frauen besonders fasziniert: *Jane Goodall*, die voller Liebe zur Natur und ihren Geschöpfen ihr Leben dem Schutz der Schimpansen gewidmet hat.

Pina Bausch, die ganz neue Formen der Tanzkunst entwickelt

hat, immer auf der Suche nach einem authentischen Ausdruck: »Es ging und geht mir immer nur darum: Wie kann ich ausdrücken was ich fühle?«

Rosa Luxemburg, eine Symbolfigur für Freiheit und Gerechtigkeit, die Menschlichkeit in die Politik gebracht hat. Ihr Leben war geprägt von Mitgefühl mit allem Lebendigen und der Freude über die kleinen Dinge, etwa einen Vogel, der sie in ihrer winzigen Gefängniszelle besuchte.

Im folgenden Kapitel berichtet Bhagwati U. Siegmann von der Stimmung einer besonderen Zeit, in der viele Frauen die Möglichkeit fanden, ihr Leben nach eigenen Vorstellungen zu leben.

»In die Welt hinaus«*

»Paris war eine Frau«: Dieser Buchtitel umschreibt sehr passend das Lebensgefühl, das viele Künstlerinnen zu Beginn des letzten Jahrhunderts in diese Stadt gelockt hat. Paris war für ein halbes Jahrhundert eine faszinierende, kreative und kluge Frau wie all jene, die den Mut hatten, ihren eigenen Weg zu gehen und so die Strahlkraft dieser Stadt prägten.

Ungeachtet enormer finanzieller Nöte und der Gefahr, für immer aus Familie und Gesellschaft verbannt zu werden, haben sich Frauen auf den Weg nach Paris gemacht, um das zu verwirklichen, was sie sich versprochen hatten. Paris war gleichbedeutend mit Freiheit und Selbstbestimmtheit. Besonders Frauen, die engagiert in der Kunst waren, malen und schreiben wollten, zog es um 1900 nach Paris. Hier bot sich eine ganz einzigartige und außergewöhnliche Möglichkeit eines freieren Lebens. »Hier ging mir eine neue Welt auf«, erinnerte sich die Malerin *Maria Slavona*.

Paula Modersohn-Becker befreite sich aus der norddeutschen

* Ausspruch von Paula Modersohn-Becker.

Tristesse, indem sie sich auf die flirrende, leichte Energie dieser Stadt einließ. Sie blühte auf ohne ihren Mann. Sie malte sich nackt, signierte ihre Bilder mit ihrem Mädchennamen und sie träumte davon, ein Kind allein großzuziehen. Ihr Talent hatte ein Gefäß gefunden, sie durfte sein, wie sie war – als Frau und als Malerin. »Ich bin nicht Modersohn und ich bin auch nicht Paula Becker. Ich bin ich und hoffe, es immer mehr zu werden. Das ist wohl das Endziel von allem unseren Ringen.«

In dieser Zeit wurden Künstlerinnen verächtlich als Malweiber bezeichnet – heute könnte man meinen: ein Prädikat, das für all jene steht, die sich trauten, ihrer Vision zu folgen wie Paula oder auch *Ida Gerhardi*. *Käthe Kollwitz*, Grafikerin und Bildhauerin, war eine der ersten Frauen, die bewiesen hat, dass eine glückliche Ehe, Kinder und die Kunst durchaus zusammengehen können.

Verbunden mit der künstlerischen Freiheit war auch eine sexuelle Freiheit. Die Freiheit zu lieben, wie und wen sie wollten – auch Frauen. Im Salon von *Gertrude Stein*, Schriftstellerin und Kunstsammlerin, traf sich die künstlerische Avantgarde, homosexuelle und heterosexuelle Beziehungen waren hier gleichwertig. Frauen entdeckten frei auch ihre männliche Energie, trugen Kurzhaarbob und Anzug. Wie *Colette*, eine französische Schriftstellerin, die ganz natürlich in männlichen und weiblichen Welten lebte.

»Ich habe dem Körper der Frau seine Bewegung wiedergegeben.« Mit dem kleinen Schwarzen und bequemer Jersey-Mode erfand *Coco Chanel* den eleganten Stil für eine emanzipierte Frau: »Ich war die erste Frau, die so gelebt hat, wie es dem Jahrhundert angemessen war.« Sie schaffte das Korsett ab und schneiderte aus Herrenpullovern ihre ersten Kleider. Mit der gewonnenen Bewegungsfreiheit wurde es Frauen möglich, an dem modernen (männlichen) Alltag teilzunehmen. Chanel war klar: Der eigentliche Schlüssel zur Freiheit war eigenes Geld. In nur 15 Jahren hat-

te die gelernte Hutmacherin ein Modeimperium aufgebaut. Sie blieb zeitlebens allein, hatte zahlreiche Liebschaften, aus denen sie sich immer wieder befreite, um sich ihrer Arbeit widmen zu können.

Auch in den Naturwissenschaften bot Paris eine weibliche Bühne. *Marie Curie* war die erste Frau, die an der Sorbonne studierte und ab 1906 als Professorin lehrte, und die einzige Frau, der zwei Nobelpreise verliehen wurden. Zum Studium an der Warschauer Universität war sie zuvor nicht zugelassen worden. Fern von Paris in Stockholm lebte *Hilma af Klint* als Malerin und Illustratorin. Sie finanzierte ihren Lebensunterhalt mit Zeichnungen von Pflanzen und Tieren für die Wissenschaft. Diese Unabhängigkeit ermöglichte ihr zu malen, wie sie es wollte: abstrakt nach Vorgaben, die sie medial in Seancen erhielt. Als Mitglied der Theosophischen Gesellschaft, als Künstlerin und in einer lesbischen Beziehung lebend befand sie sich in vielerlei Hinsicht außerhalb der Stockholmer Gesellschaft und war ihrer Zeit weit voraus. In ihrem Testament verfügte sie, dass ihre Werke erst lange nach ihrem Tod der Öffentlichkeit zugänglich gemacht werden sollen. Jetzt vor einigen Jahren fand eine Ausstellung in New York statt mit überwältigendem Erfolg.

Auch *Alexandra David-Néel*, eine französische Reiseschriftstellerin und Forscherin, folgte um die vorige Jahrhundertwende buchstäblich ihrem Weg – durch Asien. Sie war die erste Europäerin, die unerkannt als bettelnde Pilgerin die tibetische Hauptstadt Lhasa bereiste.

Die Liste bewundernswerter Frauen ist unendlich lang. Die »Frau« namens Paris soll hier als Sinnbild stehen für die besondere Zeitqualität, die zum Aufbruch wurde für viele Frauen, sich nicht mehr dem männlichen Imperativ zu beugen, sondern in allen Lebensbereichen ganz natürlich ihren Stellenwert einzunehmen, der ihnen zusteht.

Lesenswerte Frauenbiografien, Bücher, Filme

Katja Behling/Anke Manigold, Die Malweiber, München 2009
Barbara Beuys, Paula Modersohn-Becker, Berlin 2018
Coco Chanel, Die Kunst, Chanel zu sein, München 2012
A. David-Néel, Mein Weg durch Himmel und Höllen, Frankfurt/M. 2004
Ida Gerhardi, Deutsche Künstlerinnen in Paris um 1900, München 2012
Ayya Khema, Ich schenke euch mein Leben, München 1997
Rosa Luxemburg, Briefe aus dem Gefängnis, Köln 2017
Vicki Mackenzie, Das Licht, das keinen Schatten wirft, Bielefeld 2010
Maura O'Halloran, Im Herzen der Stille, Frankfurt/M. 1995
Cheryl Strayed, Der große Trip, München 2013
Kathrin Umbach, Die Malweiber von Paris, Berlin 2015
Julia Voss, Hilma af Klint, Frankfurt/M. 2020
Andrea Weiss, Paris war eine Frau, Berlin 2015
Film: Coco Chanel – Der Beginn einer Leidenschaft, D 2009
Film: Hilma af Klint – Jenseits des Sichtbaren, D 2020
Film: Paula (Moderson-Becker), D/F 2016
Film: Pina – tanzt, tanzt, sonst sind wir verloren, D 2011

Quellennachweis/Zitate

Theresa von Avila (1515–1582), christliche Mystikerin
Byron Katie (1942), Gründerin der »The Work«-Methode; Zit. aus: Lieben was ist, München 2002
Selma Lagerlöf (1858–1940), schwedische Schriftstellerin, Nobelpreis für Literatur 1909; Zit. aus: Tamara Hinz, Frauengeflüster, Moers 2014
Anaïs Nin (1903–1977), französische Schriftstellerin; Zit. aus: zitate-online.de

Über die Autoren

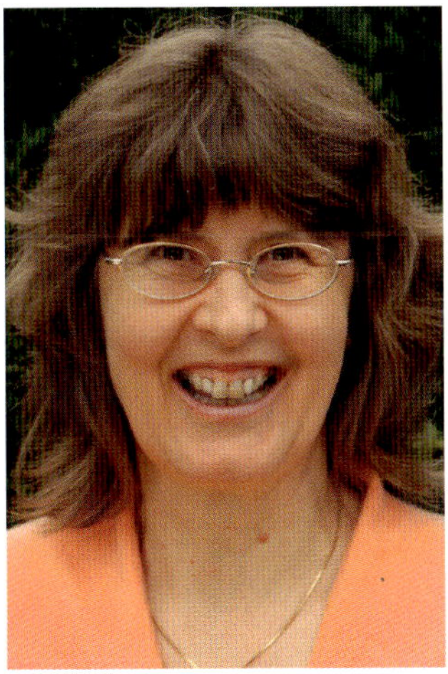

Sakina K. Sievers
Nach einer jahrzehntelangen Lehrtätigkeit im Bereich Shiatsu und der Fünf Elemente sind nun Seminare für Gesundheit und Meditation sowie das Schreiben von Büchern die Schwerpunkte in meinem Leben: sei es über die taoistischen Elemente, Shiatsu und Akupressur, Körperübungen oder die Chakren – es sind Themen, die etwas mit mir selbst zu tun haben und mir besonders am Herzen liegen.

Das Thema Weiblichkeit beschäftigt und berührt mich seit vielen Jahren. Schon immer haben mich Frauen fasziniert, die ihre Weiblichkeit als Stärke leben. Mehr und mehr gelingt es mir, meinem Frausein Raum zu geben. Auf diesem Weg haben mich besonders zwei Frauen begleitet: Nura Kraft, die in ganz natürlicher Weise Weiblichkeit und Liebe verkörpert hat, und Turiya von Hanover mit ihrer großen Klarheit und Wahrhaftigkeit, die mich Freundlichkeit und Akzeptanz mir selbst gegenüber gelehrt hat.

Nirgun W. Loh ist Heilpraktiker mit Schwerpunkt Shiatsu und Chinesische Medizin, Shiatsulehrer, Seminarleiter, Autor und Lebensgefährte von Sakina.

Bhagwati U. Siegmann, DiplompsychologIn, fühlt sich im alten Paris zu Hause.

Seminare mit den Autoren: **www.shendo-verlag-institut.de**

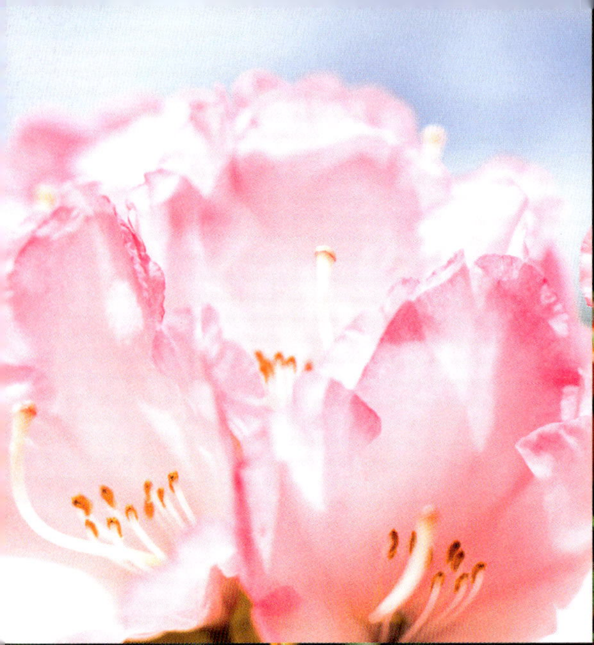
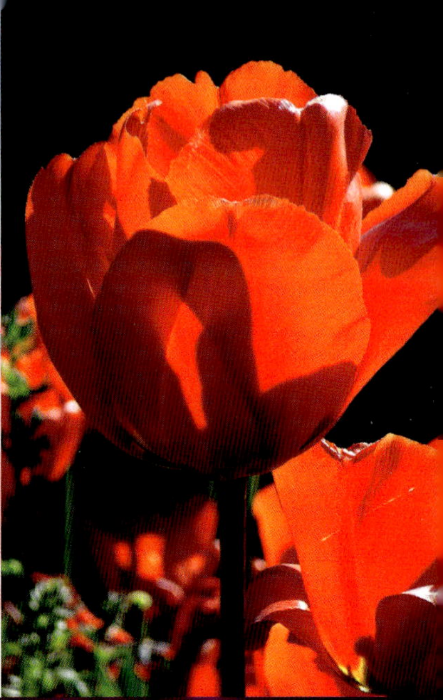
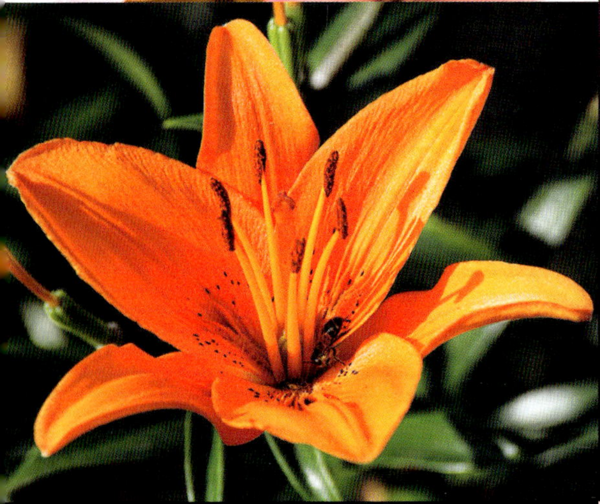
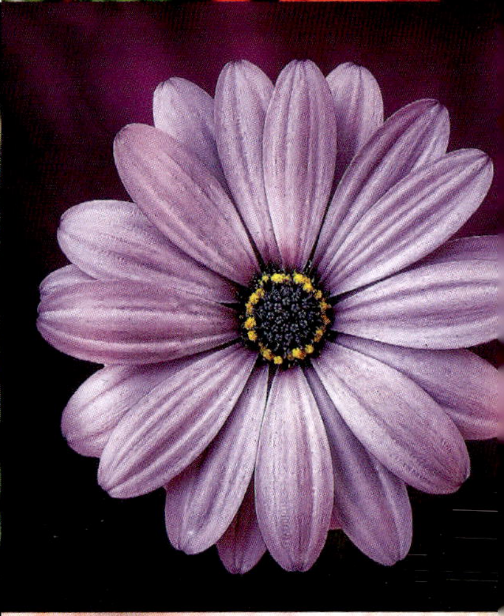
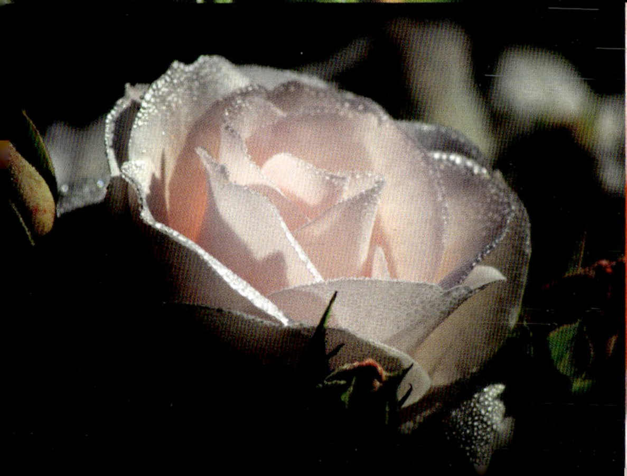
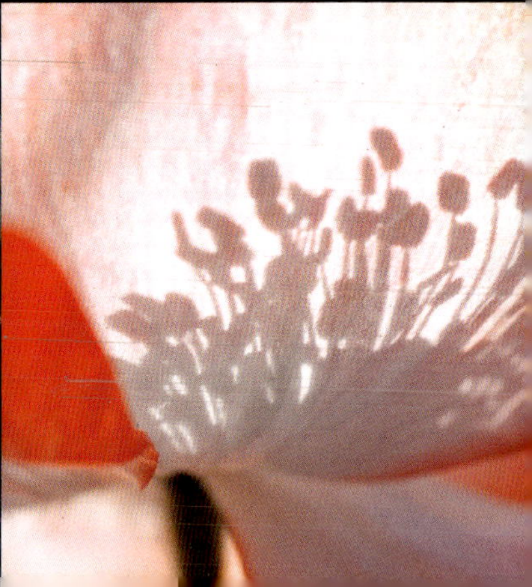